一推一按

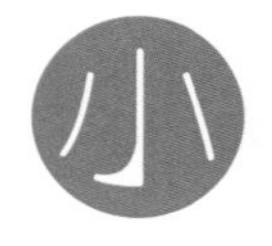

主编 / 王富春　刘成禹
编委 / 赵晋莹　史灵心

中国中医药出版社
·北　京·

图书在版编目（CIP）数据

一推一按小妙招 / 王富春，刘成禹主编．—北京：中国中医药出版社，2016.8

（中医小妙招丛书）

ISBN 978-7-5132-3110-7

Ⅰ．①一…　Ⅱ．①王…②刘…　Ⅲ．①推拿 ②按摩疗法（中医）Ⅳ．①R244.1

中国版本图书馆CIP数据核字（2016）第011334号

中国中医药出版社出版

北京市朝阳区北三环东路28号易亨大厦16层

邮政编码　100013

传真　010 64405750

北京瑞禾彩色印刷有限公司印刷

各地新华书店经销

*

开本 880×1230　1/32　印张 4.5　字数 99 千字

2016年8月第1版　2016年8月第1次印刷

书　号　ISBN 978-7-5132-3110-7

*

定价　20.00元

网址　www.cptcm.com

如有印装质量问题请与本社出版部调换

社长热线　010 64405720

购书热线　010 64065415　010 64065413

微信服务号　zgzyycbs

书店网址　csln.net/qksd/

官方微博　http://e.weibo.com/cptcm

淘宝天猫网址　http：//zgzyycbs.tmall.com

前言

推拿是以经络腧穴理论为基础，通过运用手法施术于体表的一种治疗方法，可以调整机体的功能状态，促进阴阳平衡，从而达到治病防病的目的。推拿疗法在中医学中占有十分重要的地位，早在秦汉时期，人类出于本能的自我保护，在打猎和日常生活中出现跌扑损伤时，均用“导引”“按跷”等方法来自我防御和治疗，即演变为后世的推拿疗法。由此可见，推拿疗法来自民间，适应于大众。推拿不仅操作简便，易于学习和掌握，而且疗效显著。“一推一按”即以中医基础理论为指导，以推拿手法为核心，通过选择特定部位，使用最简单的操作手法来治疗和调节各种症状。

本书以生活中最常见的内科、外科、妇科、儿科、五官科和其他疾病为纲目，介绍了近百种常见病证的诱因、特点、治疗方法及操作注意事项。每个疾病分为“小案例”“小妙招”“小提示”三个板块，以文字叙述搭配真人彩图的方式展开介绍。所选择的疾病均为常见病，文字通俗易懂，图片清晰直观，操作方法简单易行，具有实用性强、覆盖面广、图文并茂的特点。本书不仅可以作为中医爱好者、中老年健康保健者的业余生活读物，也可以作为青年医师、医学生的课外拓展读物。希望本书的出版能帮助广大读者朋友解除生活中常见疾病的困扰，不用看病和吃药，您也能成为自己的保健医生。

王富春

2015 年 9 月

目录

一推一按小妙招

1 感冒

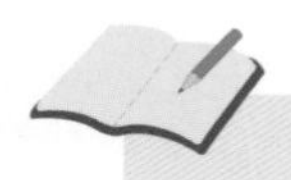

“小案例”——感冒的护士长

感冒是我们耳熟能详的疾病，虽然不是很严重，但是得上了可真难受啊。就在推拿科的护士长带领全科的护士在全院护理技能大赛获得团体第一后，护士长却病倒了，原来是因为近期气温骤降加上工作劳累，得了感冒。护士长不仅怕冷、流鼻涕，还不停地打喷嚏。主任出门诊时，知道了护士长的病情，先是在护士长的鼻子两侧点按了几下，然后在护士长的后脑勺点按了几下，最后在护士长的脖子根揉了揉，治疗结束后，护士长不仅鼻涕止住了，整个人也精神了。主任又连续给护士长治疗了几天，不仅感冒彻底好了，身体也比之前强健了许多。

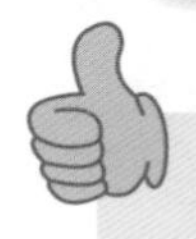

“小妙招”——使用妙招治病好

感冒后常选取迎香穴、风池穴、大椎穴进行点按。

迎香穴：取仰卧位或仰靠位，在鼻唇沟平鼻翼外缘中点。鼻唇沟是鼻翼到两口角的八字形连线，即法令纹。常用于治疗闻不到气味、鼻出血、鼻炎等症状。若感冒时鼻子不通畅，常按揉这个穴位鼻子会舒服许多。

风池穴：当抬头时，在颈椎后正中两侧各有一隆起的肌肉，在耳朵的后方有一突出的骨头，在突出的那块骨头与隆起的肌肉之间有一凹陷处，即为风池穴，压上去会有酸胀感。对眼睛酸涩、疲劳、头部眩晕有治疗作用，此穴在发际边凹陷处，因此

“小提示”——治病须预防

● 在使用上述方法的同时，应注意保暖，勿再感受风寒，同时应避免过度疲劳。宜多喝温开水，少吃油腻性食物。

● 用手指点按上述穴位时，应以指下有酸胀感为度，连续使用此方法，在治疗感冒的同时也可以强身健体，让我们用双手一起呵护身边亲人们的健康吧！

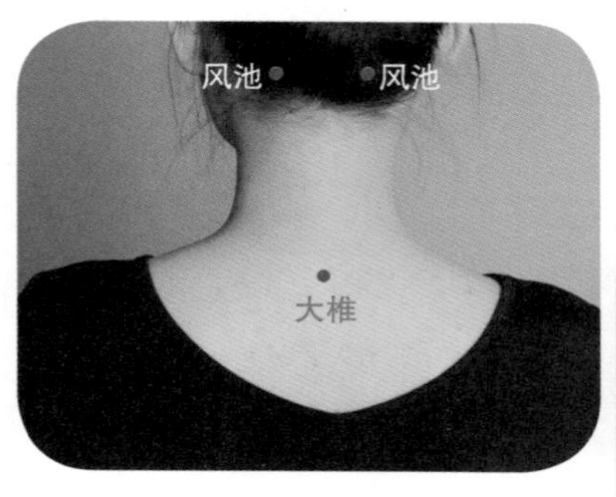

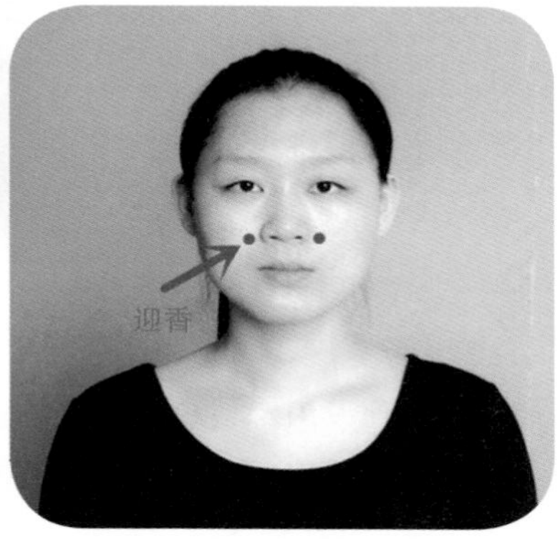

按的方向是朝鼻子的方向使劲，按的同时会有酸胀的感觉。

大椎穴：应低头，用右手摸到脖子后方中线上最突出的一块骨头，即第7颈椎，该处下方的空隙就是大椎穴。

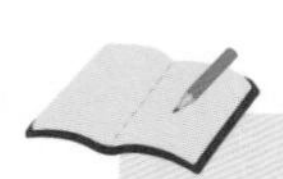

“小案例”——遇冬则喘的李大爷

李大爷是支气管炎患者，他的身体就跟寒暑表一样，每到冬天，天气一变冷就开始不断地喘气，呼吸也很急促，有时候还伴有胸闷和咳嗽，半夜经常睡不好觉，天冷的时候更是不敢出门。李大爷尝试过各种治疗方法都不见效，今天打开收音机，偶然间听到了中医小讲堂的节目，讲课的是省中医院推拿科的大夫，大夫讲到了一种推拿治疗哮喘的方法，即每天早起后和晚睡前，端坐，以大拇指或食指分别按摩肺经的中府穴、云门穴，各10分钟左右，然后再由中府穴向上直推至云门穴10分钟，力度以穴位处有酸麻胀感为宜，每天2～3次，长期坚持按摩方可收到效果。李大爷听后将方法记到笔记本上，并认真查到了穴位所在，于是每天按摩，坚持了一年后，李大爷的症状好了许多，冬天到来后再也不难熬了。

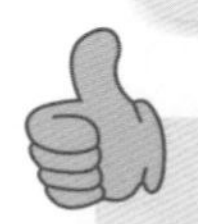

“小妙招”——云门、中府治哮喘

中府穴和云门穴是手太阴肺经的腧穴，均位于两侧锁骨下。

云门穴：双手叉腰，在锁骨外侧下缘出现一个三角形的凹陷，其中心即是云门穴。此穴多用于治疗咳嗽，可缓解气喘、胸痛等症状。

中府穴：位于云门穴下1寸（或一个大拇指的宽度），前正中线旁开6寸，平第1肋间隙处。中府穴的作用和云门穴的作用相同，常按此穴可以起到保健的作用。

“小提示”——安全保护不能忘

● 在哮喘急性发作期应尽量到医院就医，用药治疗，平时可坚持使用小妙招的方法强身健体，以预防哮喘的发生。

● 另外，患有哮喘的朋友们平时应注意身体锻炼，加强营养，避免精神刺激。

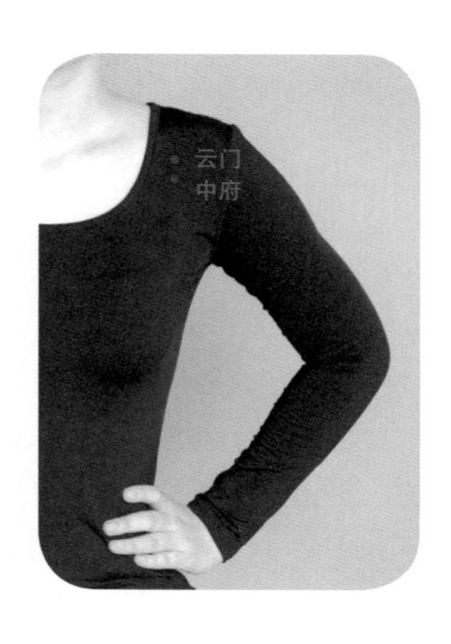

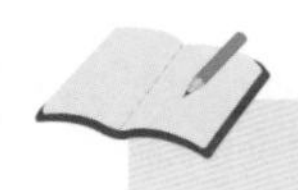

“小案例”——失眠的公务员

小刘是今年应届毕业的大学生，毕业后成功考取了公务员。然而工作的繁忙和初入岗位的不适应使小刘身体状况日趋下降，睡眠质量一向很好的小刘竟然开始出现入睡困难的情况，而且一天比一天严重。晚上睡不好，白天不仅是昏昏沉沉的，而且经常无法按时完成工作。这样的恶性循环持续了 2 周后，小刘在家人的劝说下去了省中医院，路过推拿科的时候，看到介绍说主治大夫擅长治疗失眠。小刘半信半疑地走进诊室，大夫让小刘躺在治疗床上，轻轻地揉了揉小刘的腹部，过了一会儿，诊室响起了小刘轻微的鼾声。连续治疗几次后，小刘的睡眠质量渐渐地提高了。过了 1 个月，小刘的失眠治好了不说，工作也有了精神。

“小妙招”——巧用肚皮治失眠

在失眠的时候，用双手轻轻地以顺时针方向按揉和摩腹，会起到镇静安神的功效。在进行腹部按摩时需注意，因为腹部是人体最薄弱的地方，没有骨骼的固护，腹内为大肠、小肠等空腔脏器，所以手法不宜过重，应轻柔和缓，如同母亲在安抚哭泣的婴孩一般，在安静的室内，使患者渐渐入睡，待手法初次起效，应长期使用，以达到良好的效果。

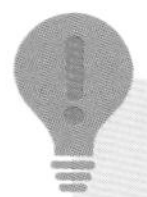

“小提示”——安全保护不能忘

● 在进行腹部按摩的时候，要使自己的双手保持干燥和温和，不要在冷水洗手后立即按揉腹部。

● 轻度失眠者可通过按摩腹部来治疗和调整睡眠；重度失眠者应及时到医院进行治疗，以免延误病情。

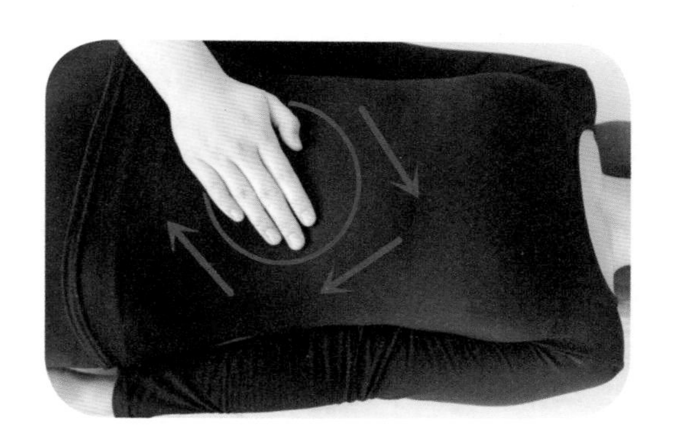

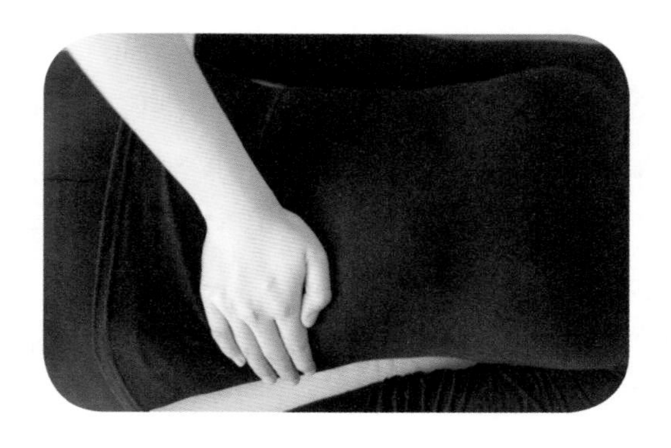

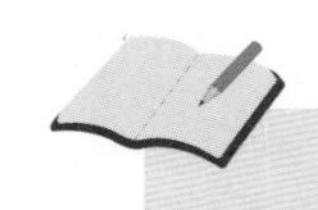

“小案例”——“股神”王大爷

王大爷自从退休在家，迷上了炒股，每天在家盯着电脑。最近股市不是很稳定，起起落落，王大爷的退休金都被套在里面，每天一开盘，王大爷的心情也跟着股市起起伏伏，快过年了，股市马上休盘了。今天王大爷打开电脑，满屏的跌幅让王大爷吓了一跳，心率也加快了，从早上一直持续到晚上，吃完晚饭后，王大爷竟然浑身没有力气。王阿姨马上把在中医学院工作的儿子叫回了家。儿子在王大爷的头部和胸部按了按，王大爷喝了杯温水后，症状缓解了许多，心率也恢复正常了。

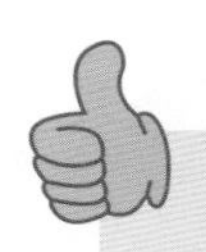

“小妙招”——巧用手法治疗心律失常

让患者趴在床上，全身放松，均匀呼吸，施术者用手掌在患者背部从上往下做轻稳缓慢的抚摩，约 1 分钟；随后用拇指按百会穴（两耳尖与头正中线相交处，按压有凹陷处）1 分钟；再让患者平躺，用拇指点按膻中穴（位于胸部正中，两乳头连线的中点）1 分钟，然后拇指按内关穴（手掌朝上，当握拳或手掌上抬时就能看到手腕中间有两条筋，内关穴就在这两条筋中间，即腕横纹上两个手指处）、神门穴（手掌根部的腕横纹内侧凹陷中）各 1 分钟。每日 1 次，12 次为 1 个疗程。

“小提示”——平时预防不能忘

● 心律失常的预防十分重要，要做到以下几点：生活规律，起居有常，切勿过劳、精神紧张、经常熬夜等，平时应进行适当的体育锻炼。

● 如出现心律失常的症状，应在医务人员的指导下积极治疗，防止病情拖延，以免造成严重的后果和不可逆的并发症。

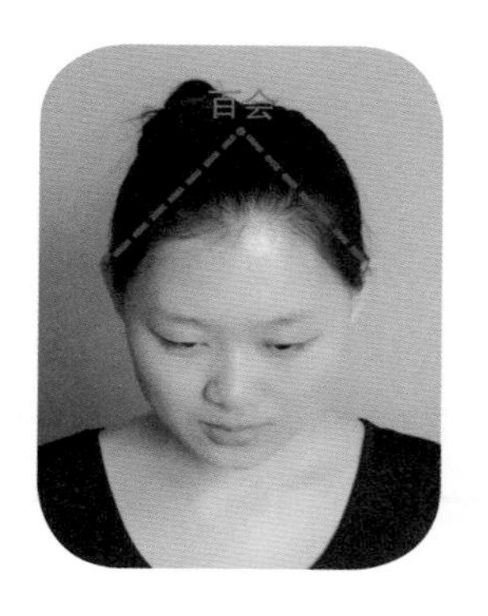

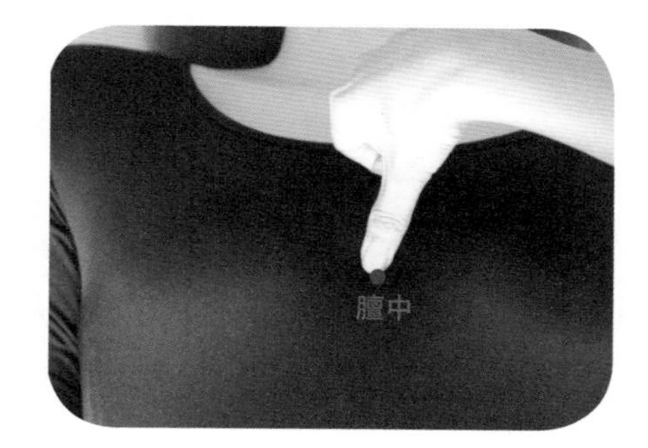

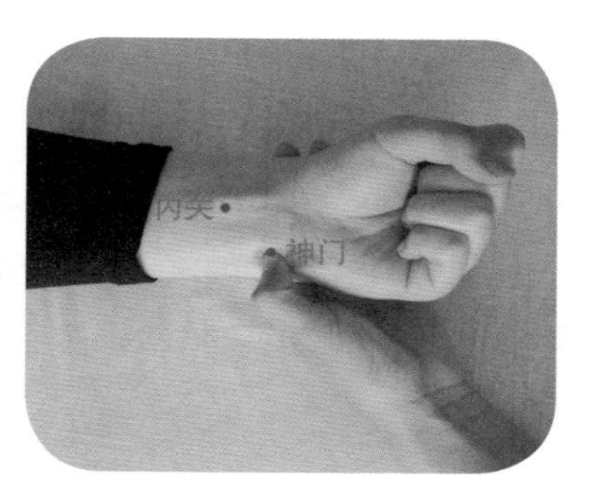

5 心绞痛

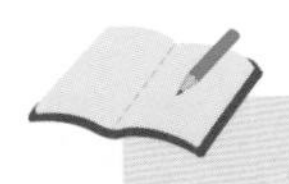

“小案例”——心绞痛的孙阿姨

孙阿姨在家帮女儿看孩子，有一天在做饭的时候突然出现前胸压榨性疼痛，孙阿姨马上在舌下含服了硝酸甘油，坐下来休息，症状缓解了许多后，又去医院进行了一系列检查，一点问题都没有。1 个月后，孙阿姨带孙子在小区楼下玩，又出现了这种症状，便在椅子上休息，邻居李大爷是中医，现退休在家，看到孙阿姨很难受的样子，便去询问了一下情况，当场教给孙阿姨一套推拿的治疗方法，并嘱咐孙阿姨每天自己坚持推拿。现在，孙阿姨坚持了 1 年多，至今没有再出现心绞痛的症状。

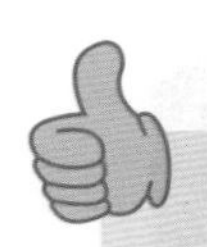

“小妙招”——手法套路不离身

首选膻中穴（位于胸部正中，两乳头连线的中点），膻中穴是治疗心绞痛的常用穴位，用大拇指点按在穴位上，先顺时针方向轻轻按揉 30 次，再逆时针方向轻轻按揉 30 次。其次，以胸骨中线为起点，用两手掌根沿肋骨间隙平推刮肋骨 20 次。第三，双手放松，用手背轻轻拍击上背部 20 ～ 30 次。第四，用两手拇指分别点按对侧前臂内侧的内关穴（手掌朝上，当握拳或手掌上抬时就能看到手腕中间有两条筋，内关穴就在这两条筋中间，即腕横纹上两个手指处），轻揉 30 ～ 40 次。最后轮转两臂，使肩部和上肢放松，静立 2 ～ 3 分钟，配合呼吸，将双臂自前向后缓慢轮转 10 ～ 15 次。

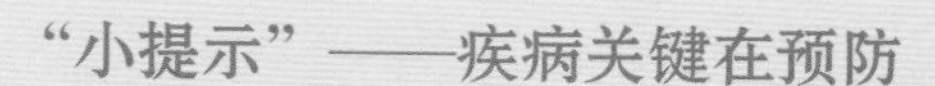

● 对于心绞痛，不要等症状发生时，才想起来预防。平时应该少吃富含脂肪、胆固醇的食物，尽量控制糖的摄入，多食水果蔬菜，戒烟。坚持适当的体育锻炼，但必须要根据自身的健康状况进行适量的运动。

● 使用小妙招时，手法要轻柔和缓，每天坚持，人人都是自己的保健医生。

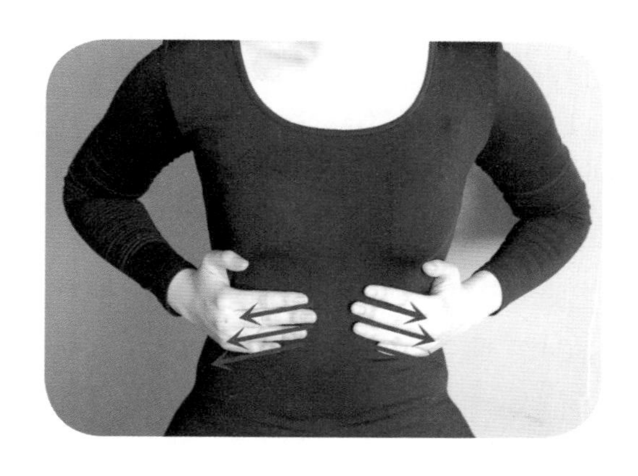

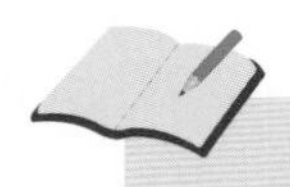

“小案例”——胸闷的王医生

王医生是省中医院彩超科的大夫，最近医院来了一批体检的人员，王医生每天都坐在彩超室给他们检查，体检结束后，王医生感觉呼吸费力，于是去推拿科找自己的老同学于医生给治疗，于医生先是把王医生带到宽敞的推拿大厅，让王医生躺在治疗床上，然后用双手拿捏王医生的胸大肌，其次又拿捏王医生的肩部肌肉，最后点按了手臂的穴位，王医生胸闷的症状便好转了许多。

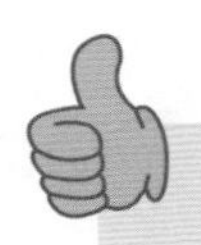

“小妙招”——拿捏肌肉可通气

拿捏胸大肌：以双手拇指与手掌部拿捏两乳外上方，缓慢揉动，顺时针、逆时针各拿捏 10 次。

抓肩肌：以右手拇指、食指、中指配合捏起左肩膀上的肌肉，左手则捏起右肩膀的肌肉，交叉进行，各 10 次。

点按内关穴：将手掌朝上，当握拳或手掌上抬时就能看到手腕中间有两条筋，内关穴就在这两条筋中间，即腕横纹上两个手指处，点按 2 分钟。

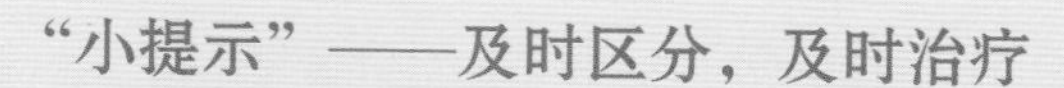

“小提示”——及时区分，及时治疗

● 胸闷可分为功能性和病理性。功能性胸闷经过短时间的休息、开窗通风，或到室外呼吸新鲜空气、思想放松、调节情绪等，很快就能恢复正常，不必紧张，也不必治疗。病理性胸闷则必须引起重视，以免延误治疗的时机。患者应该到医院去进行胸部透视、心电图、超声心动图、血液生化及肺功能测定等检查，以便临床医师进一步确诊。

● 应用手法治疗时不应用力过猛，宜柔和缓慢，方可达到效果。

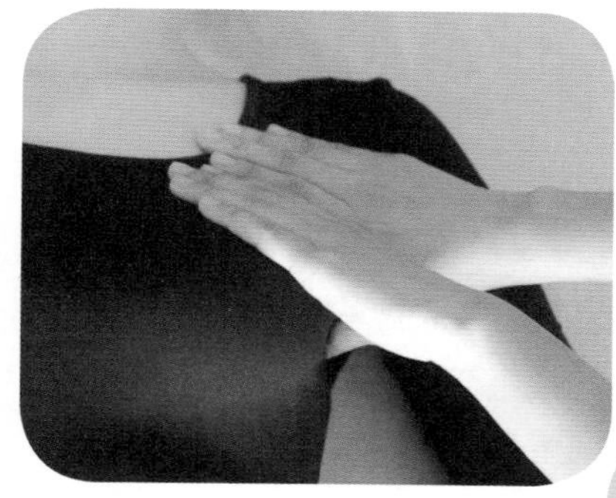

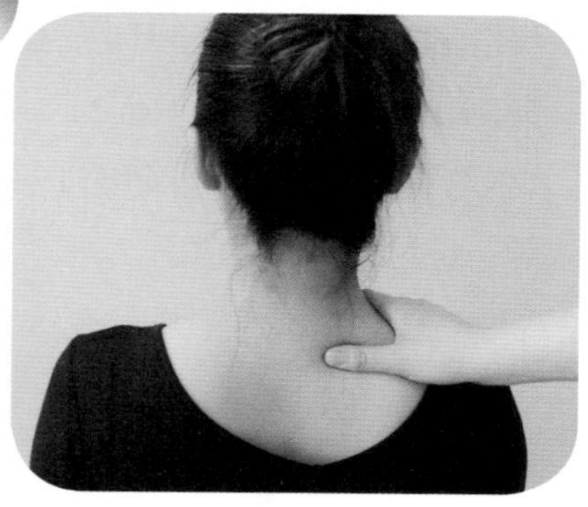

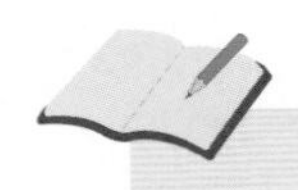

“小案例”——血压高的朴女士

朴女士是女强人，自己开了个公司，每天应酬不断，刚过40岁，血压就开始直线上升，由每天的1片降压药改为每天2片。经熟人介绍，说省中医院推拿科可以用推拿的外治法降血压，朴女士半信半疑地来到了医院，推拿科的医生先是拿捏朴女士的头部，又推了推脖子，最后揉了揉脚底。朴女士坚持治疗了1个月，血压稳定了许多，朴女士非常开心，改变了自己的生活习惯，推掉了所有的应酬。又坚持了半年，降压药的药量也减到了一半。

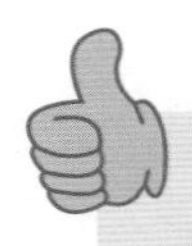

“小妙招”——降压手法疗效好

推拿科大夫这套治疗高血压的手法非常实用。先是将双手叉开五指，五指同时用力从前发际按压至后发际，其次是用双手拇指同时从耳前按压至耳后，然后再捋一捋从下颌骨到锁骨的肌肉，最后按揉涌泉穴（第2、3脚趾缝纹头端与脚后跟连线的前1/3与后2/3交点处）。每次15分钟，6～8次为1个疗程。

“小提示”——咨询医生最重要

● 高血压是现在都市人群的常见病，要想血压稳定，首先需要遵循如下原则：减少钠盐摄入，不吸烟，限制饮酒，坚持体育运动，减轻精神压力，保持心理平衡。

● 血压高的朋友们一定要坚持小妙招的推拿手法，每天自己操作也可以，请推拿医生或家人操作也可以，但是一定要在医生的指导下改变降压药的使用剂量，千万不要急于求成。

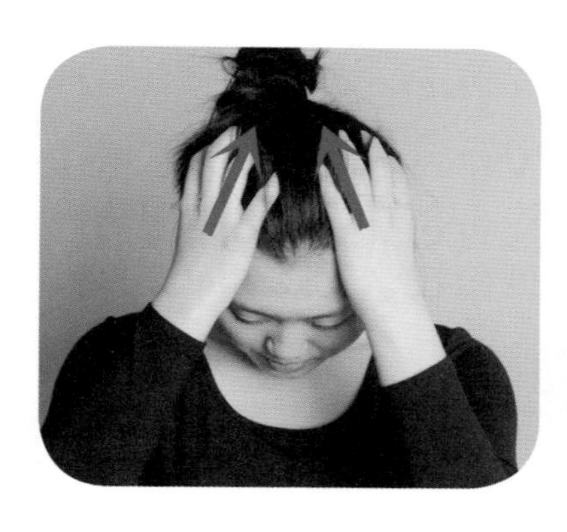

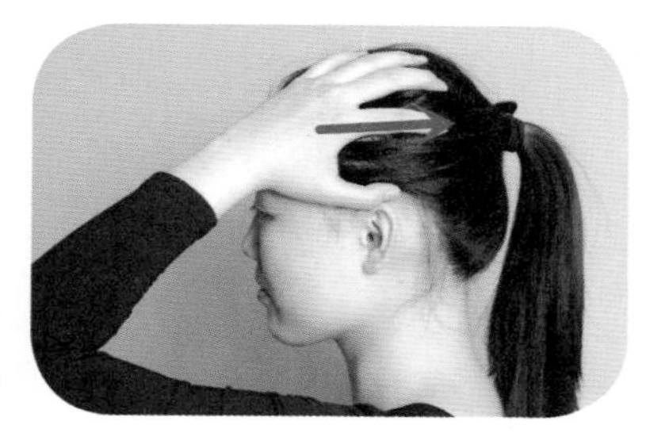

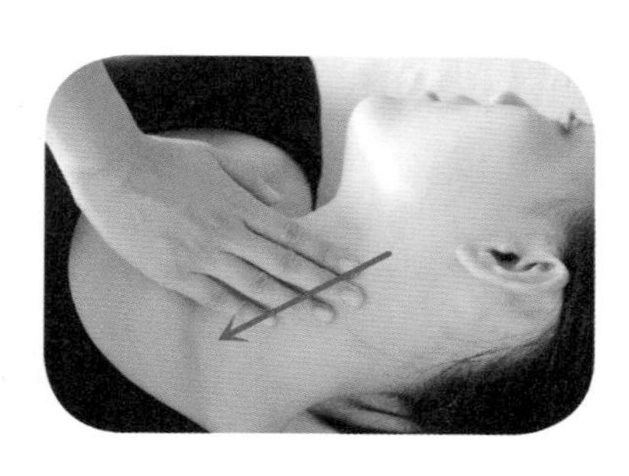

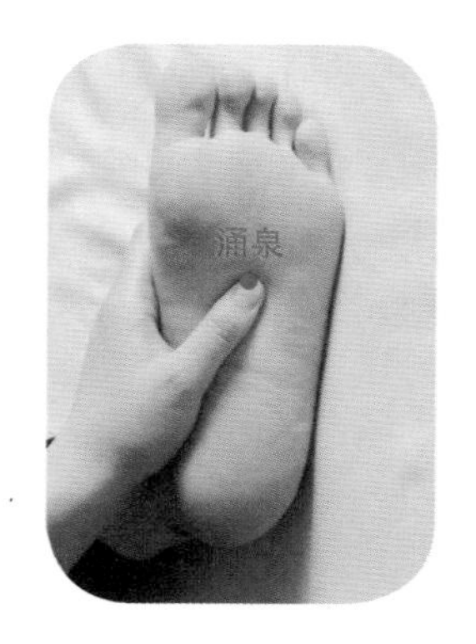

“小妙招”——穴位套路不可少

降血脂的办法有许多，但是穴位推拿是最简便易行的方法，有一套穴位推拿的方法可推荐给大家。

摩腹：把手掌放在肚子上，顺时针、逆时针各摩动 36 次。

两指按揉法：用食指和中指一起按揉上脘 2 分钟（位于人体的上腹部，前正中线上，当脐中上 5 寸，即四横指加两个拇指的宽度），建里 2 分钟（位于人体的上腹部，前正中线上，当脐中上 3 寸，即四横指的宽度），膻中 2 分钟（位于胸部正中，两乳头连线的中点），关元 2 分钟（位于肚脐下 3 寸，即脐下四横指的宽度），天枢 2 分钟（位于腹中部，距脐中 2 寸，即两个拇指宽度），气海 2 分钟（位于下腹部，前正中线上，当脐中下 1.5 寸，即两横指的宽度），血海 2 分钟（屈膝，在大腿内侧，用手掌包裹住膝盖，指尖冲着自己，大拇指点按的地方就是血海）。

拇指点按法：用拇指点按足三里 2 分钟（患者站位，弯腰，同侧手张开，虎口围住膝盖骨上外缘，余下四指向下，中指尖所指处即是足三里），三阴交 2 分钟（先正坐屈膝成直角，除大拇指外其他四个手指并拢，横着放在足内踝尖上方，小腿中线与手指的交叉点就是三阴交）。

推法：用双手掌推背部，从脖子根部一直推到臀根处，推 5 ~ 7 次。

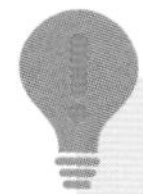

“小提示”——饮食习惯调整好

● 要避免高脂血症的危害，应建立良好的生活习惯，戒烟酒，加强体育锻炼，选择适合于本人的体育活动，劳逸结合，解除各种思想顾虑，保持心情舒畅，以静养生。

● 本套手法相对复杂，但大多都是针对穴位的自身调整和治疗，关爱家人和朋友的身体健康，你我共同动手做起。

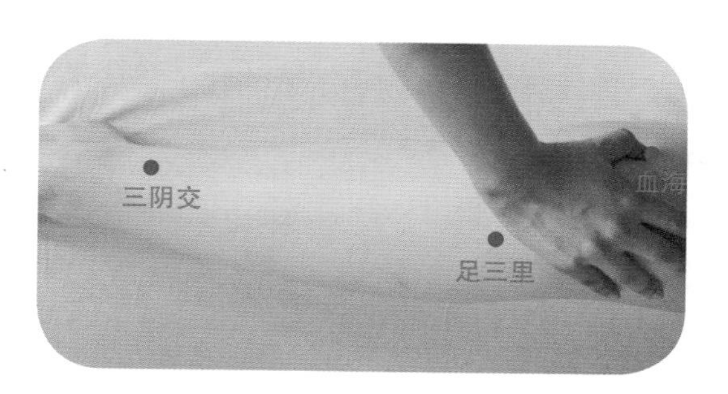

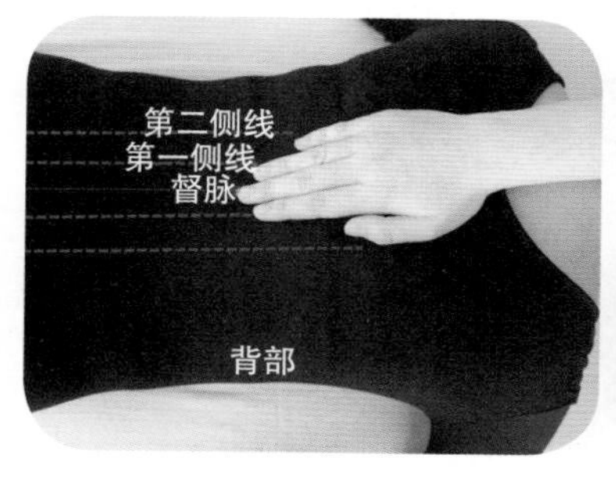

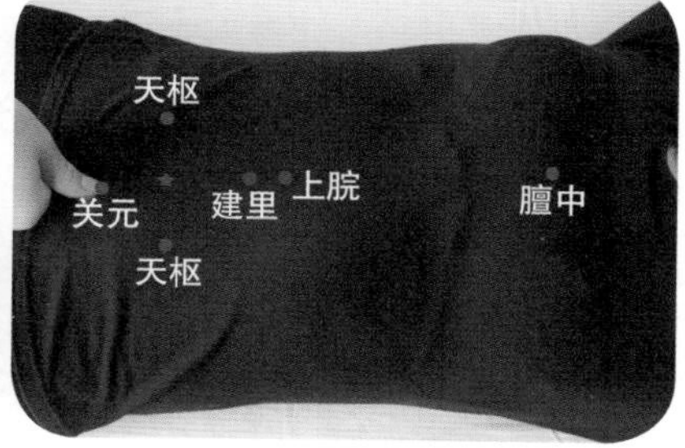

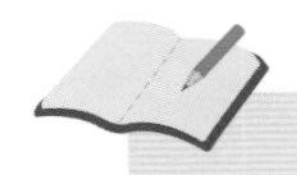

“小案例”——糖尿病老患者

马阿姨是多年的糖尿病患者，每天 1 片降糖药，好东西也不敢多吃，听说中医院的推拿科可以用推拿手法治疗糖尿病，便去医院治疗。正好赶上是推拿科主任出诊，主任嘱咐马阿姨每天坚持来做推拿，马阿姨半信半疑地坚持了 1 周，1 周之后血糖果然平稳了许多。马阿姨又坚持治疗 3 个月后，降糖药用量改为半片。现在马阿姨每天在家给自己推拿治疗，血糖一直都没有上升。

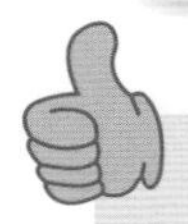

“小妙招”——八步推拿法降血糖

第一步：推任脉，用单侧手掌紧贴肚子，从正中间的骨头下方用力推擦到肚脐，持续 2 分钟。

第二步：用手掌掌根沿一侧侧腰部用力推擦至对侧侧腰部，持续 2 分钟。

第三步：双手轻轻下压小腹 2 分钟。

第四步：点揉中脘穴（在肚脐上方一横掌处）2 分钟。

第五步：点揉气海穴（脐下两横指的宽度）2 分钟。

第六步：点揉天枢穴（在肚脐两旁，两个横指处），左右各 2 分钟。

第七步：擦揉脚踝内侧，用大拇指在内踝和跟腱处进行擦揉，每侧 2 分钟。

第八步：擦肾俞（位于腰部，即第二腰椎棘突下，旁开 1.5 寸，即两横指的宽度），用双手虎口自上而下擦 2 分钟。

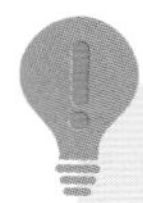

“小提示”——健康饮食调血糖

● 糖尿病虽存在一定的遗传因素，但关键是生活习惯和饮食结构。定期测量血糖，以尽早发现无症状的糖尿病。糖尿病人很容易并发其他慢性病，因此要对糖尿病慢性并发症加强监测，做到早发现，早预防。

● 患者朋友们一定要每天坚持推拿手法的使用，既降糖又保健哦。

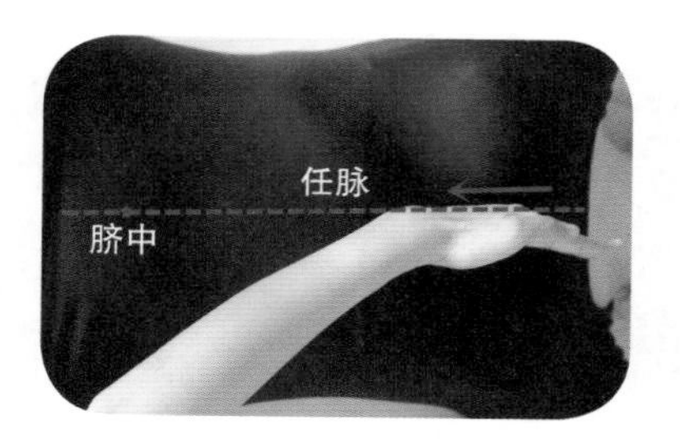

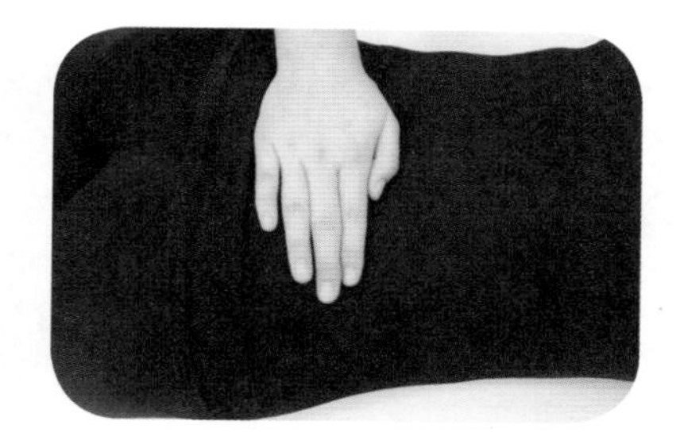

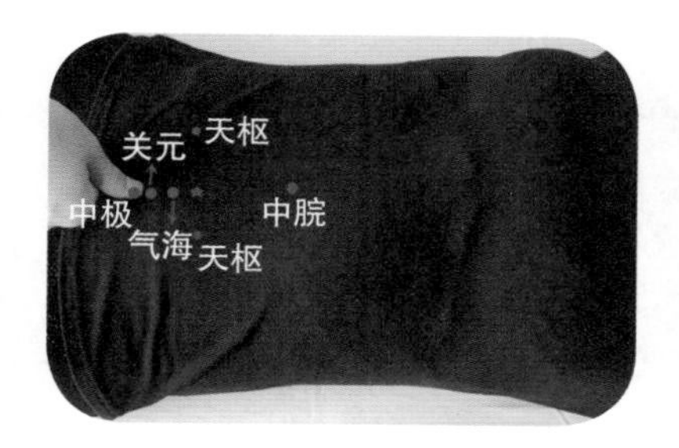

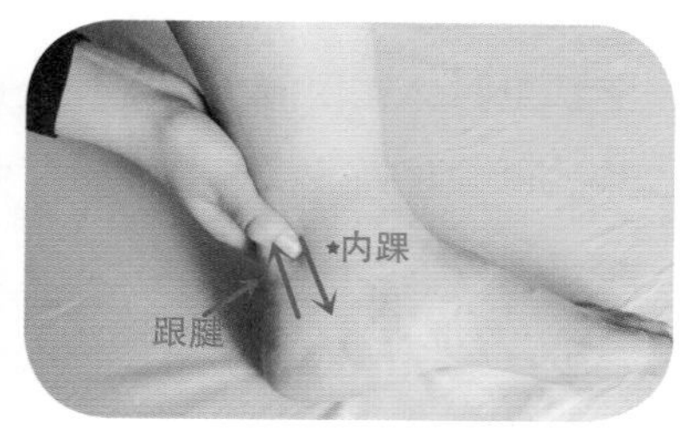

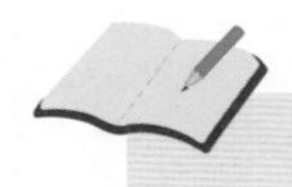

“小案例”——头痛的快递员

众所周知，很多职业非常的辛苦，譬如快递员。小曹就是其中一位，在2013年的冬天，他像往常一样，骑着小电动车挨家挨户送快递，零下二十多摄氏度的气温加上寒风，小曹的右侧头部有些吃不消了，回家之后，右侧头部剧痛欲裂，十分痛苦，于是到省中医院门诊就诊，医生只在小曹的太阳穴上按了几分钟，头痛症状就明显减轻了。

“小妙招”——巧用太阳穴

太阳穴是治疗偏头痛的要穴，当出现偏头痛的时候，你一定要想到它。

太阳穴：在头部侧面，眉梢和外眼角中间向后一横指凹陷处。在症状轻时，可以用两手拇指指腹顺时针按揉太阳穴5圈；症状重时，先用拇指在穴位上由轻到重点按10次，每次5秒，然后再顺时针按揉5圈，力度可稍重一些。如按后有胀胀的感觉，则治疗效果会更好。

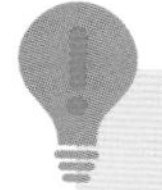

“小提示”——安全保护不能忘

● 太阳穴治疗偏头痛效果虽好，但是由于太阳穴是颅骨骨板最薄弱的部位，所以操作时力量不能过大，以免造成颅骨的损伤。

● 对于患有偏头痛的患者，平时一定要注意头部的保暖，晚上睡觉前最好用热毛巾敷一下，尽量不用凉水洗脸。

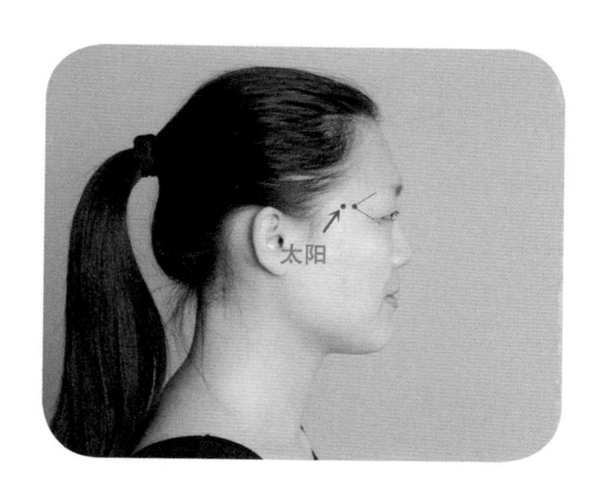

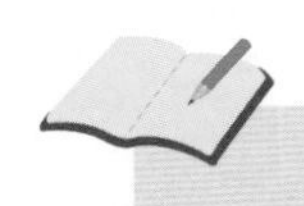

“小案例”——昏昏沉沉的兰兰

兰兰是银行的大堂经理，每天站在大厅用微笑服务大众，但是最近不知道怎么回事，兰兰总是感到头晕，每天昏昏沉沉的，工作也没有精神，去医院做了各种检查，指标很正常，血压不高，也不是颈椎病，还是没有确诊。于是兰兰请假在家休养，有一天看电视的养生节目，里面有北京中医药大学的名老中医正好讲到关于头晕的专题，并介绍了一套专门治疗头晕的保健操，兰兰跟着学了起来，做完一次之后，头晕的症状明显改善了许多。于是她又坚持了 1 周，头晕的症状完全消失了，整个人也精神了许多，她又回到了工作岗位上。

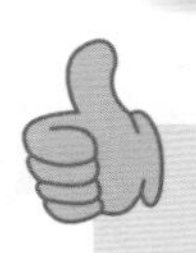

“小妙招”——常揉穴位防眩晕

一是平掌向下按百会穴（两耳尖与头正中线相交处，按压有凹陷处）20 次。二是两手手指分开，用食指与中指夹耳，手掌贴面颊，手指用力上下揉搓 20 次。三是用食指，从鼻子中间沿眼眶至太阳穴（太阳穴位于头部侧面，眉梢和外眼角中间向后一横指的凹陷处）按摩 20 次。四是闭口，以右手空掌拍击左胸，右手平举抬至与肩平齐，屈肘拍击左胸，注意开始时不要过于凶猛。五是用一只手握住另一只手的小指，做有压力的旋转动作，刚开始会有一点点疼痛，10 次后换另外一只手。双手交叉，用力压迫小指，特别是指根部，重复 5 次即可。

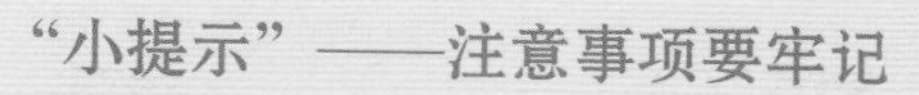

“小提示”——注意事项要牢记

● 以上操作建议在闭目闭口情况下操作，待你再次睁开眼睛时，会感觉完全不一样，整个操作流程在 5 ~ 7 分钟左右。

● 注意：饭前和饭后 30 分钟内不要做。

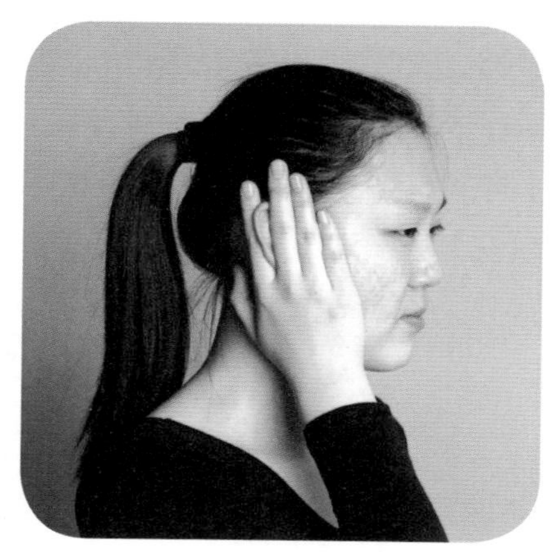

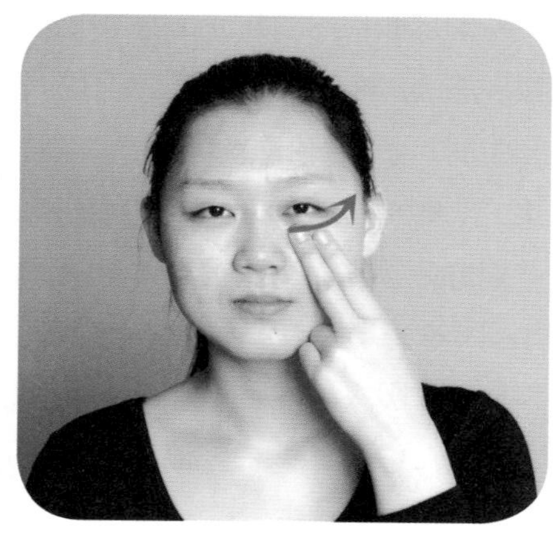

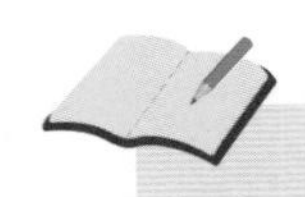

“小案例”——嘴歪的宋司机

宋司机在一次给人送货的途中去加油站加油，由于中午的天气非常炎热，宋司机忘记关掉车载空调便在车里睡着了，醒来之后发现一侧脸发麻，而且面部动作也不灵敏了，宋司机一照镜子，发现自己的嘴巴歪了，并且口水不由自主地淌下来，患侧的眼睛也不断地流眼泪。宋司机的妈妈得过面瘫，于是他冷静地将货送到指定地点后，便去省中医院找针灸科赵主任进行针刺治疗，赵主任每次在针刺结束后都会擦擦宋司机的脸，擦擦额头，又点点一些穴位。几次之后，宋司机也学会了这个方法，并坚持治疗，于是他的病情好转很快。

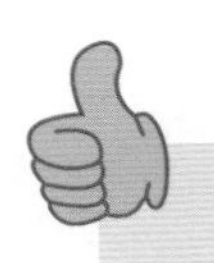

“小妙招”——擦擦脸，点点穴

双掌拂面：四指并拢，两手掌自下巴位置沿鼻两侧向上推至额头部位，再从额头分推至太阳穴（位于头部侧面，眉梢和外眼角中间向后一横指的凹陷处），然后沿面颊推至下巴。用力要轻柔，共推 8 次。

捏患侧额部：用拇指、食指捏患侧的额头部位，从眉头至眉梢捏 8 次。

推擦太阳穴：用手掌自患侧太阳穴向耳尖上方推擦 32 次。

揉按四白穴：四白穴位于瞳孔直下一拇指宽度处。用食指

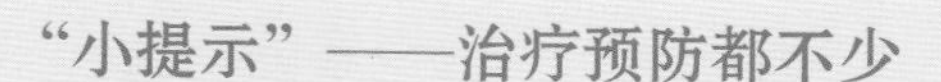

● 面瘫初起，应及时去医院就诊，再配合小妙招治疗，效果更佳。

● 预防面瘫要从细节做起，避免空调、电扇直吹面部，感到有点凉了就要调整风向或关掉电器。遇到大风和寒冷的天气，出门时要轻拍或轻按面部、耳后、颈部的一些重要穴位，以增加自己的御寒能力。要以乐观平和的精神状态面对工作和生活，减轻心理压力，避免过度劳累。

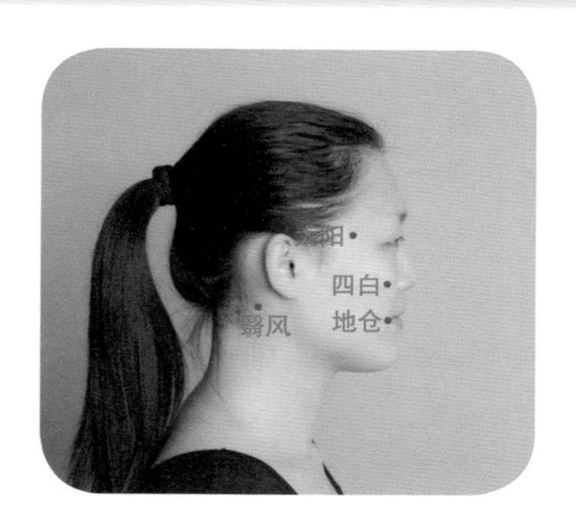

按顺时针与逆时针方向分别揉按四白穴，各揉按 16 次。

推擦地仓穴：地仓穴位于面部，口角外侧，上直对瞳孔。用手掌掌根自患侧地仓穴向耳根部推擦 32 次。

揉按翳风穴：翳风穴位于耳垂后凹陷中。用食指按顺时针与逆时针方向分别揉按翳风穴，各揉按 16 次。

13 面肌痉挛

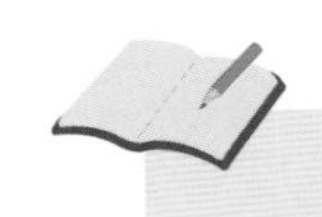

“小案例”——受寒的高女士

高女士在一次出差的途中受了风寒，回到家之后左眼睑下面的肌肉开始不规则的抽搐，开始高女士并没有在意，可是竟然抽搐了1个月，高女士每次照镜子都能看见左眼睑下面的肌肉一跳一跳的，只好去医院治疗。西医大夫告诉高女士只能手术，把高女士吓坏了，后经同事介绍去了中医院的推拿科治疗，推拿科的医生了解情况后，给高女士开了5付中药，并在左眼睑附近做了推拿，高女士坚持治疗了1个月，肌肉抽搐的症状完全消失了。

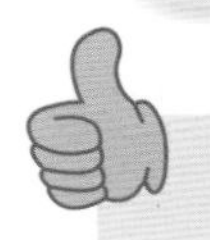

“小妙招”——每天都做面部保健操

第一步：轮刮眼睑，以两手食指及中指的指腹分别从内眼角向外均衡刮上下眼皮，然后轻揉眼皮20～30转。

第二步：应从患侧的鼻翼旁向颧部反复按摩，然后沿着鼻唇沟或口角上向颧部按摩，使紧张的肌肉得以放松。

第三步：指擦鼻翼，以两手食指指腹分别从鼻根两侧向下擦至鼻翼两旁，并在鼻旁迎香穴（鼻翼旁开一横指处）按2分钟。

第四步：按摩下唇方肌，用拇指指腹从口角下方向内侧及向下轻轻按摩。

第五步：掌揉颊车穴（在面颊部，下颌角前上方，耳下大约一横指处，咀嚼时肌肉隆起时出现的凹陷处）、地仓穴（位于面部，口角外侧，上直对瞳孔）、四白穴（瞳孔直下一拇指宽度处）2分钟。

“小提示”——自我按摩可治病

● 面肌痉挛是一种突发于面部的疾病，不仅影响了患者的容貌，还为他们的心理带来了沉重的打击。对于面肌痉挛的治疗，除了采取必要的药物治疗外，患者正确的自我按摩也很重要，可以起到事半功倍的效果。

● 面肌痉挛的治疗常进展缓慢，并逐渐加重，一般不会自愈，对于发作数年后不见痊愈的患者，应采取积极的治疗措施，以防止面肌麻痹的发生。

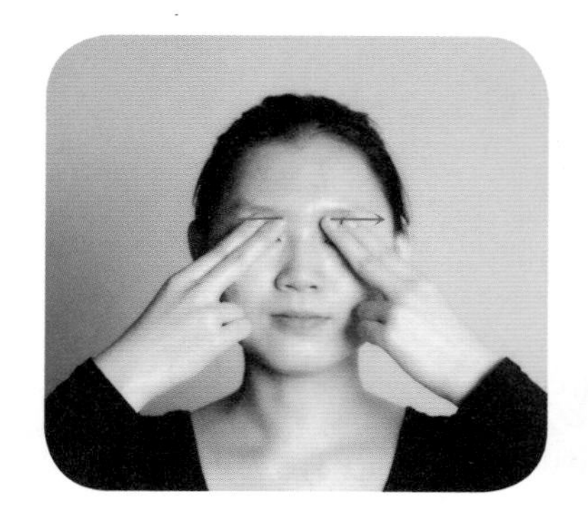

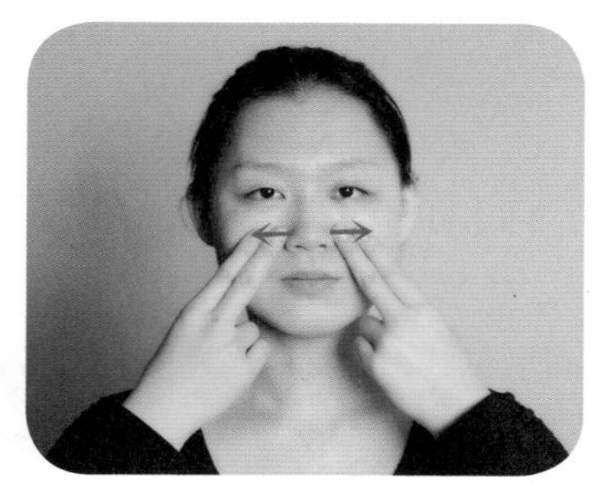

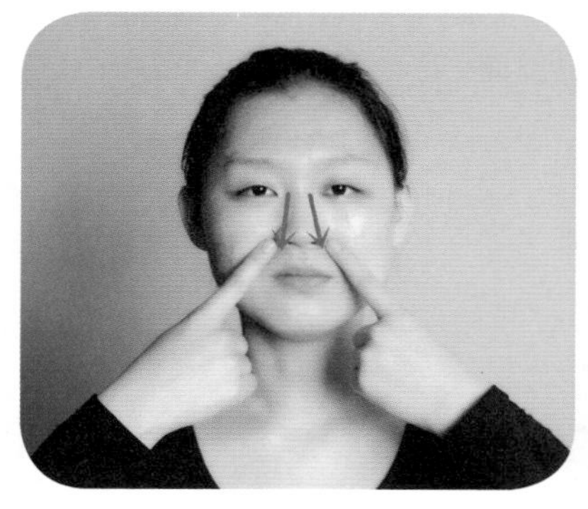

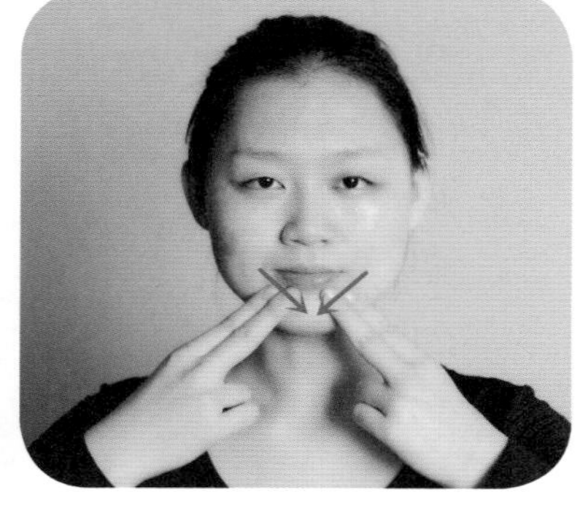

14 胃下垂

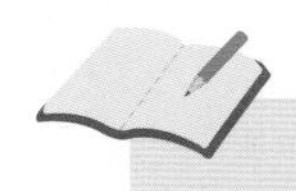

“小案例”——无法消化的食物

崔阿姨今年62岁了，虽然是个瘦弱的小老太太，但是她的身体仍然非常硬朗，就是每次吃完饭后都有腹胀感，有时候吃多了还恶心、想吐，去医院检查后发现是胃下垂，崔阿姨心里很难过，更是不想吃东西了，人也越来越瘦。儿媳妇看在眼里，心里也跟着着急，她找到了中医院的朋友，跟朋友说明了情况，朋友推荐她去推拿科找大夫。大夫传授了一套治疗胃下垂的手法，让她们回去试试。崔阿姨在儿媳妇的劝说下每天坚持给自己推拿，半个月后恶心、想吐的症状消失了，1个月后腹胀感也没有了，崔阿姨的心情也好了许多。

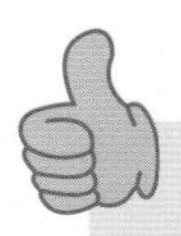

“小妙招”——仰卧起坐要坚持

首先平躺在床上，用双手拿捏肚子上的肌肉，两手交替进行5分钟。然后做仰卧起坐，要注意坐时吸气，躺下呼气，反复30次。做完后再点按中脘穴（在肚脐上方一横掌处）、天枢穴（位于肚脐旁两个拇指宽度处）、足三里穴（患者站位，弯腰，同侧手张开，虎口围住膝盖骨上外缘，余下四指向下，中指尖所指处即是）各1分钟。

“小提示”——饭前治疗效最好

● 本按摩方法应在饭前进行，饱食及饥饿时忌用。胃下垂患者饭后宜静卧片刻，不宜剧烈活动和散步。

● 胃下垂是因腹壁松弛、腹壁脂肪缺乏、腹内压下降等原因致胃的解剖位置下降，甚至进入盆腔的病症。多见于身体瘦弱，胸廓狭长，或患有慢性消耗性疾病的人群。患者在生活及饮食上更要注意，避免引起胃下垂的一系列疾病的发生。

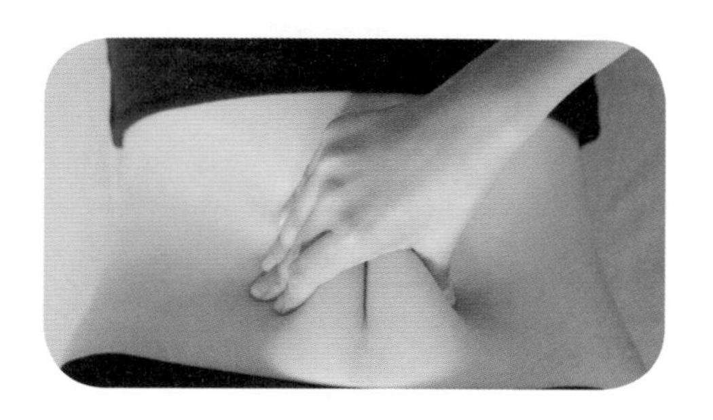

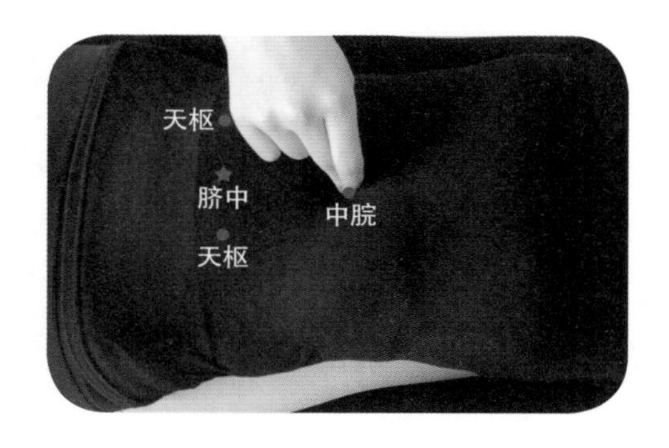

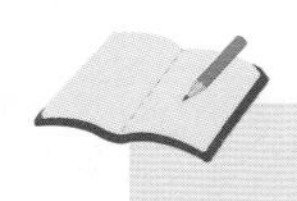

“小案例”——打嗝不止的话务员

丽丽是移动公司的话务员，她的声音甜美，很多顾客在反馈时都给予好评。有一天上班的时候，丽丽像往常一样接起了一通电话，刚没说几句之后，丽丽就开始止不住的打嗝，吃了面包、喝了水也不见好，整整一个上午都没法接听任何电话，丽丽只好请假。小区门口有一个小诊所，专门治疗各种疑难杂症，丽丽半信半疑地进去碰碰运气，没想到诊所里的中医大夫先是在丽丽的眉头处按了几分钟，又在耳朵上按了几分钟，最后在丽丽的脊柱部最疼的一个点按揉了几下，丽丽的嗝声当场就止住了。

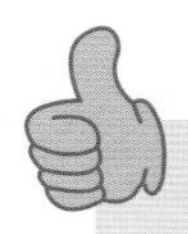

“小妙招”——五官的用处

呃逆，俗称打嗝，属于生理上常见的现象，遇到打嗝的时候，可点按以下几个穴位。

首先，要点按的是攒竹穴，攒竹穴位于人体的面部，在眉毛内侧边缘凹陷处。用重手法按压攒竹穴至有胀痛感，手法越重，见效越快，每次 2 分钟，可重复进行。

然后要点按耳中穴，耳中穴又名隔区，处在耳朵正中间，位于耳轮脚处（耳轮脚是耳轮深入到耳甲内的横行突起，而耳轮是耳轮外缘向前卷曲的部分），可用火柴或牙签钝头，或细树枝之类的东西在耳轮脚处按压。

最后在患者背部寻找压痛点，在压痛点处点按。

“小提示”——自我诊断和保养

● 若打嗝持续几天或很长时间，或初期伴有其他消化系统疾病，应去医院进行系统的检查。

● 常在受凉、进食辛辣，或进食过急、过快、过烫、过冷的情况下突然发生打嗝的情况。嗝声不止时，首先应稳定情绪，不要紧张，先喝一口温开水，再使用小妙招，效果更好。

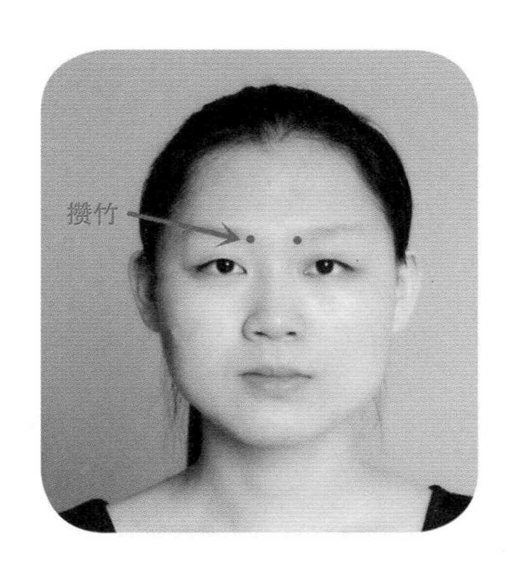

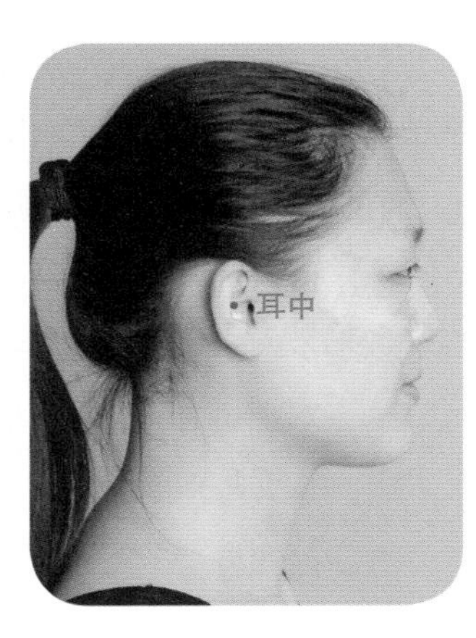

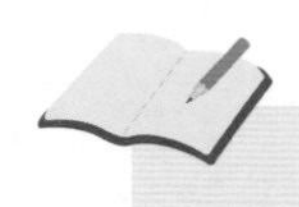

“小案例”——反酸的食堂大哥

大勇哥是省中医院食堂的负责人，他每天都要在菜出来之前先试吃一下，再给医院的员工们送餐。最近试菜的时候，大勇哥每吃下去一口菜，都有一种往上反酸的感觉，开始他并没有在意，后来每到饭后，胃里都胀胀的不舒服，而且还往上反酸，有时候食道还有烧灼感，大勇哥怕是胃酸烧坏了食管，就去胃肠科看病。胃肠科的大夫向他介绍了推拿科的李大夫，推拿科的李大夫先是在大勇哥胸前捋了捋，又点了点前臂和脚上的穴位，并嘱咐大勇哥每天饭后 2 小时左右再来治疗，2 周之后，大勇哥饭后反酸的症状消失了，又能够帮助医院员工试菜了。

“小妙招”——餐后揉一揉

胃部反酸，按摩是最好的方法，其方法很简单。首先患者握拳，竖起大拇指，拇指面抵住咽喉下方的骨头，顺着正中逐渐向下搓揉至肚脐为 1 遍，每日 3 餐后各进行 5 遍。最后，取公孙穴（用手指沿着脚大跗趾内侧缘向脚后跟方向寻摸，当越过跗趾后最高处然后继续，手指被另一个突起挡住时，手指下的凹陷处便是此穴）和内关穴（手掌朝上，当握拳或手掌上抬时就能看到手腕中间有两条筋，内关穴就在这两条筋中间，即腕横纹向上两个手指宽处），每穴各按 2 分钟即可。

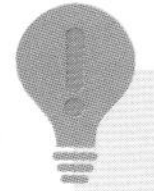

“小提示”——自我诊断和保养

● 现在有很多人因为不规律的饮食习惯，饭后常会反酸，不妨用小妙招的方法来尝试，效果非常好。

● 反酸这个病说大不大，说小也不小。出现反酸的症状应及时治疗，可饭后饮用一些弱碱性的水，但不要饭后立刻躺着。症状严重者应去医院就医，防止胃食管反流的发生。

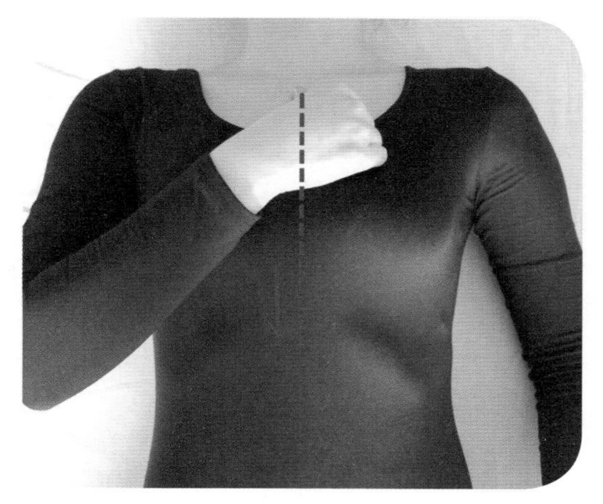

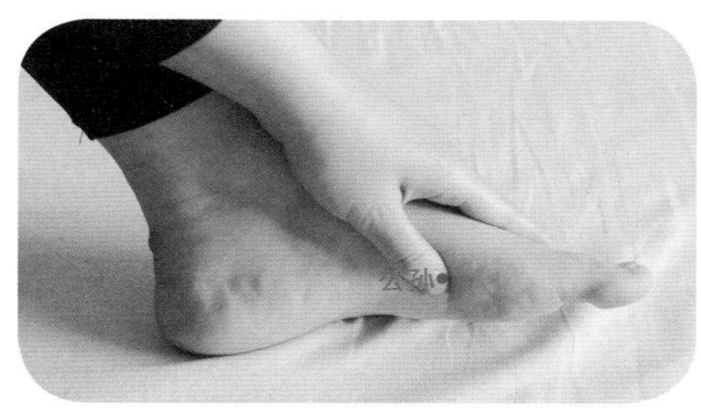

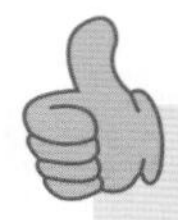

“小妙招”——肚子是个好地方

便秘是消化系统疾病的常见症状，是指多种原因造成的大便次数减少和粪便干燥难解。要想摆脱便秘给大家带来的困扰，可以试试我们的小妙招：

（1）平躺后用左手或右手的拇指，从膻中穴（在前正中线上，两乳头连线的中点）沿着腹部正中揉至肚脐眼 20 次。

（2）掌揉天枢穴（与肚脐相平，肚脐旁开两个拇指的宽度）和大横穴（与肚脐相平，肚脐旁开一个拇指加四横指的宽度）。将自己手掌平放于中腹，两中指正对于脐中，稍加用力后以顺时针方向揉动，以腹内有热感为佳。

（3）点揉腹结穴（位于下腹部，大横穴下 1.3 寸，距前正中线 4 寸）和气海穴（位于脐下两横指的宽度）。先将双手拇指指腹按压住同侧腹结穴后稍加压力，以感到酸胀为佳，然后以顺时针方向点揉 1 分钟，再用一手拇指点揉气海穴 1 分钟。

（4）顺时针摩揉全腹。将两手掌重叠扣于脐上，稍加用力，沿顺时针方向摩揉全腹。注意力度要渗透进腹腔，令肠道能跟随手掌在腹腔中震动，这样才能促进肠道蠕动，注意摩揉方向，如果操作方向相反，就会适得其反。

“小提示”——生活习惯多注意

● 自我按摩前要注意内科疾病的治疗，尤其注意便秘是否因肠梗阻、肠粘连、肿瘤等疾病引起，如果是则不属于推拿治疗范围，需要及时到内科或肛肠科诊治。

● 养成定时排便习惯，多喝开水，进行适当的户外活动，多做下蹲起立及仰卧屈髋压腹动作。

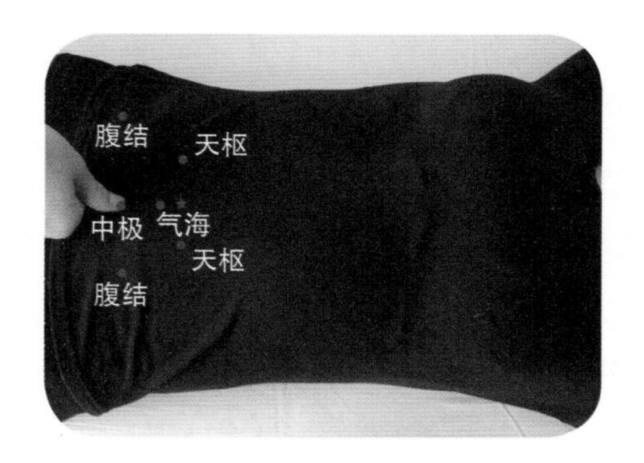

18 腹泻

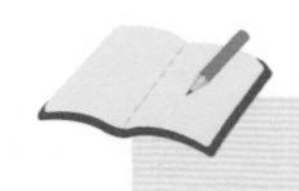

“小案例”——腹泻的飞行员

刘某是飞行员，在一次飞行任务中他拉肚子了，只好中途停止飞行，特别误事，后来吃了止泻药依然还是拉肚子，他的高中同学小王是省中医院推拿科的大夫，他便去找这位同学来治疗，小王医生在他的肚子上揉了揉，治疗了3次之后，腹泻神奇般地止住了，1个星期之后排便也正常了。

“小妙招”——手法简便易操作

一是患者全身放松躺于床上，双腿弯曲，手掌从胸部正中的骨头最下方开始沿着正中线由上而下至脐部推动2分钟左右后，力度开始逐渐加重。二是用左手从左向右横推肚子，每次2分钟。三是以脐为中心，用手掌按顺时针方向揉动2分钟，换手则按逆时针方向揉动2分钟。四是双手放在腹部两侧，由外向内推挤，动作不要太快，力度由轻到重，反复推按2分钟。五是用手掌沿整个腹部，从左抹到右，再从右抹到左，反复3遍。六是用两手纵向抓起肚子上的肉进行抖动，反复抖动3遍。

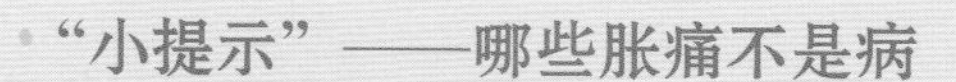

“小提示”——哪些胀痛不是病

● 以上就是缓解腹泻的自我按摩方法，生活中要注意饮食和生活习惯，如症状严重者就要及时就诊治疗。

● 腹泻是一种常见的疾病，一些人认为腹泻正好是自己减肥的机会，可是长期的腹泻对身体不好，会导致身体营养的丢失，导致免疫力下降。

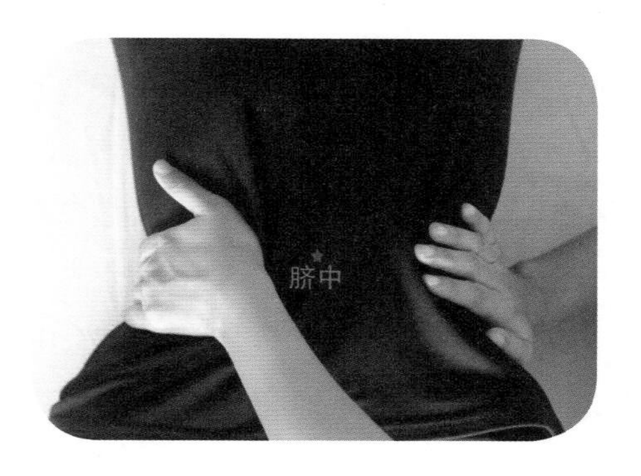

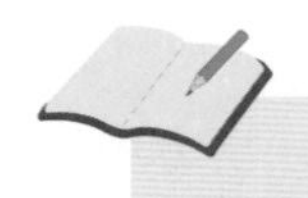

“小案例”——腹胀的法官

宋女士是一名法官，每天奔波在法院和家里，非常劳累，她每天最痛苦的时候就是吃饭，饭后她总是感觉腹胀，还打嗝，吃了健胃消食片也没有效果。后经别人介绍来到中医院推拿科治疗，医生先是捏了捏宋女士的双手虎口处，又捏了捏肩膀处，摩了摩肚子，最后又点了点穴位，宋女士觉得轻松了许多，每天坚持来治疗。1 个月后，宋女士饭后肚子也不胀了，人也精神了许多。

“小妙招”——手指用力来按摩

想要治疗腹胀，推拿按摩是好方法。一是取坐位，用一手拇指、食指捏紧合谷穴（以一手的拇指指骨关节横纹，放在另一手拇、食指之间的指蹼缘上，当拇指尖下即是），用力捏拿数十次。二是双手捏紧双肩高峰处约数十次。三是患者取仰卧位，用手掌摩腹部 2 分钟，用中指抵住建里穴（位于人体的上腹部，前正中线上，当脐中上 3 寸，即四横指的宽度），用力按压，并同时用上臂用力颤抖，约半分钟。四是患者俯卧，用轻叩法在背部两侧膀胱经走行线上叩打，约 1 分钟。五是患者取坐位，用拇指按揉足三里（患者站位，弯腰，同侧手张开，虎口围住膝盖骨上外缘，余下四指向下，中指尖所指处即是）、太冲穴（取穴时，可采用正坐或仰卧的姿势，太冲穴位于足背侧，第一、二趾跖

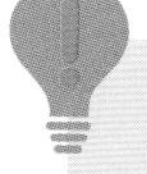

“小提示”——区分器质性和功能性

● 腹胀的原因有器质性和功能性之分，临床常见腹胀不适、打嗝、吐酸水、排气多等症状，可以尝试小妙招，如为其他症状者则应去看医生。

● 手法尽量轻柔和缓，不要用力过猛，也不要为了强求效果而用力太轻。

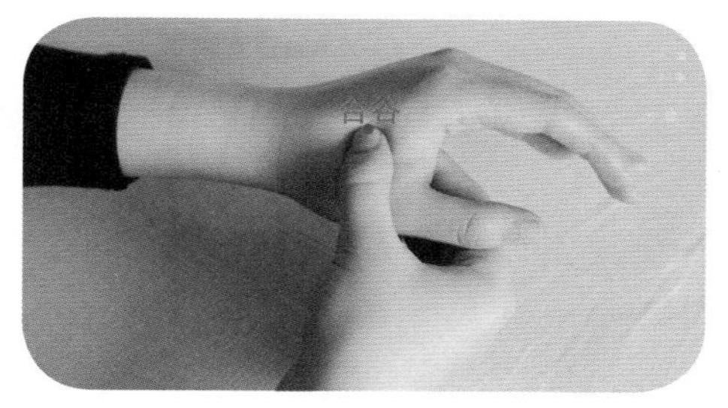

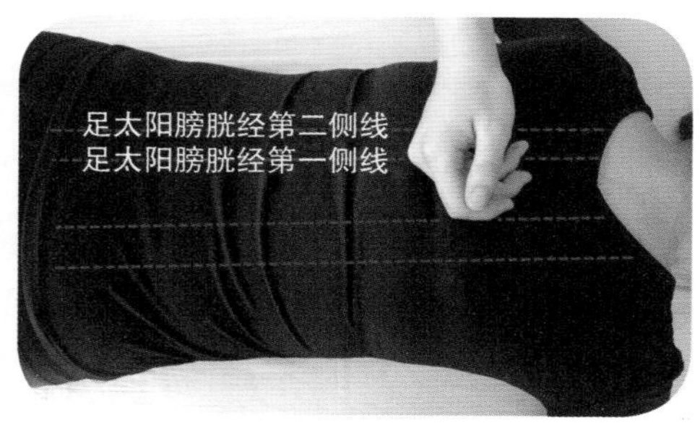

骨连接部位中，以手指沿𧿹趾、次趾夹缝向上移压，压至能感觉到动脉应手，即是此穴），每穴各按揉 1 分钟。

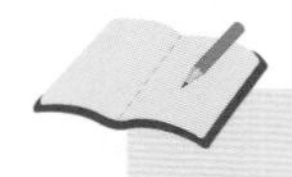

“小案例”——胃痛的学习委员

田田是班级的学习委员，也是学生会的一员，不仅成绩优异，做学生干部工作的能力也很强，由于学习和工作的繁忙，她总是无法按时吃饭，时间久了，她的上腹部总是隐隐作痛，但是她并没有在意。有一次在去开会的途中，田田的腹痛发作了，这次喝了热水也没好，她只好请假回寝室躺着，室友回来了，看见田田很难受，于是便用从老师那里学来的手法给田田点穴和摩腹治疗，不一会儿田田的疼痛就减轻了，从那以后田田再也不敢不按时吃饭了。

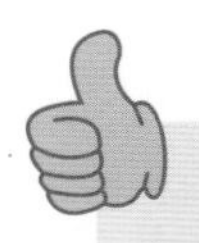

“小妙招”——准确点穴好操作

胃痛是较常见的一个症状，所以我们更应该学习一套点穴的方法，以备不时之需。一是点揉中脘穴（在肚脐上方一横掌处）、气海穴（位于脐下两个横指的宽度）和天枢穴（位于肚脐旁两个拇指宽度）。二是用手掌轻擦两侧肋部约 3 ~ 4 分钟。三是用手掌摩擦上腹部 3 分钟，再移至下腹部摩擦 2 分钟。四是按揉双侧胃痛穴（位于口角下 1 寸）1 分钟。五是按揉内关穴（手掌朝上，当握拳或手掌上抬时就能看到手腕中间有两条筋，内关穴就在这两条筋中间，即腕横纹上两横指处）。

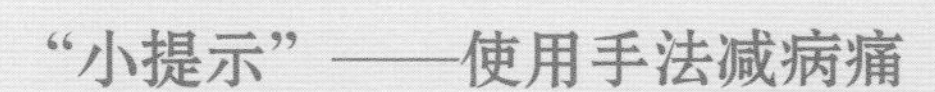

● 在生活中，时常有人会出现突然的上腹疼痛，有的剧烈难以忍受，有的则是隐隐作痛。这些情况多见于胃炎、溃疡病、胃痉挛等消化道疾病。出现上腹痛，应该及时就医，以明确诊断，但是在到达医院前，可以做些按摩以缓解症状，减少痛苦。

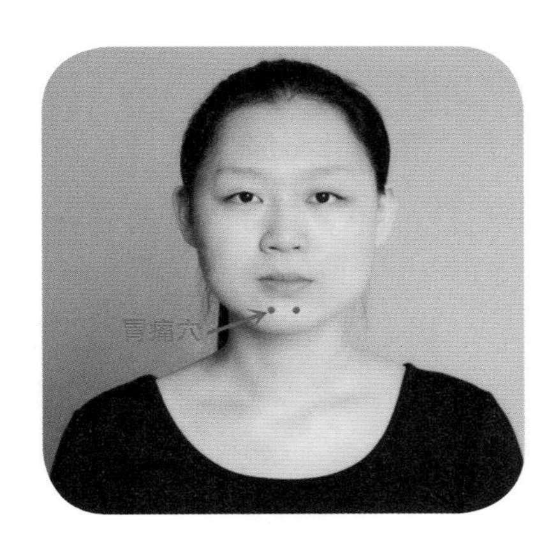

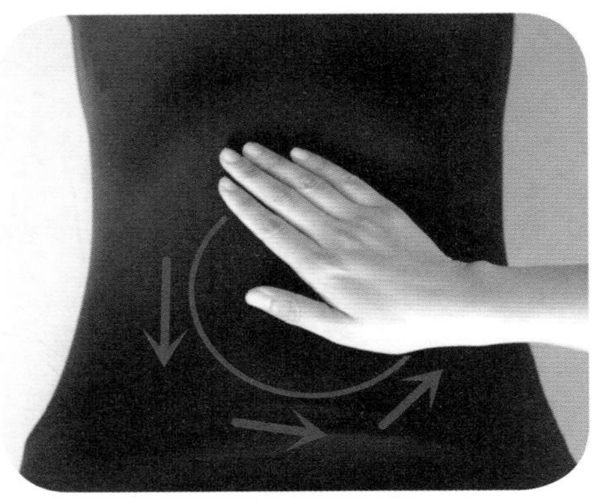

21 小便不利

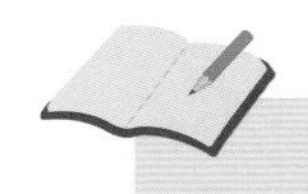

“小案例”——排尿不理想的老父亲

矫大夫过年到朋友家做客，吃过午饭，朋友告诉他，他的父亲患有小便不利，近段时间经常小便解不出来，有时憋得小肚子胀满难忍，痛不堪言，也曾找过不少大夫治疗，可效果不甚理想。他也曾带父亲到当地的西医院进行检查，大夫说是前列腺的问题，建议他做手术切除，但是他的父亲对这样的手术连连摇头，朋友便向矫大夫请求中医的治疗办法。矫大夫详细询问了老人的病情，主要是排尿无力，而且小便量少，能排出尿的次数少，甚至一整天都不能排出，平时手脚冰凉，还怕冷。于是矫大夫给朋友的老父亲揉了几个穴位，揉完了，老人就有了尿意，便急着去卫生间。第二天，矫大夫在早上和下午又给老人各做了一次按摩。到第三天的时候，老父亲的小肚子也没那么胀了。于是矫大夫就把这几个穴位告诉他，让他坚持按摩身体上的这几个点，坚持一段时间后，朋友的老父亲排尿越来越顺畅了。

“小妙招”——找好穴位来点按

相信大家对矫大夫选取的穴位很感兴趣，那么让我们了解一下这些穴位的定位吧。

中极穴位于前正中线，脐下 4 寸，脐下五横指处；关元穴位于下腹部，前正中线上，当脐中下 3 寸，脐下四横指处；太

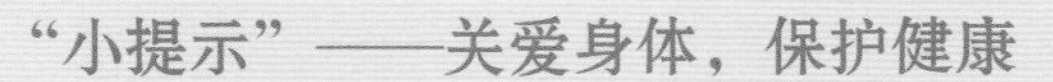

“小提示”——关爱身体，保护健康

● 在这里选用这几个穴位进行按摩就是为了温补阳气，增强膀胱的气化功能，从而达到调理因前列腺增生而导致的小便不利问题。当然，有条件的话，用艾条灸一灸效果会更好。

● 当出现小便不利的症状时，男性患者要密切关注自己的前列腺问题，女性患者要注意自己的肾脏，建议先去医院检查，排除器质性病变。

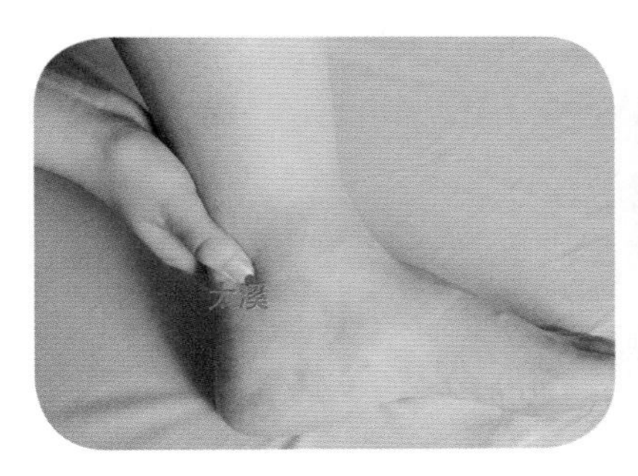

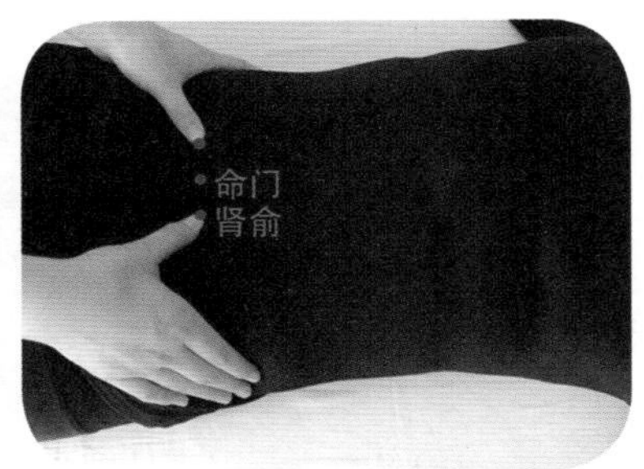

溪穴在足踝部，内踝尖与跟腱之间的凹陷处；肾俞位于腰部和肚脐同一水平线，即第二腰椎棘突下，旁开 1.5 寸，即两横指的宽度；命门穴位于腰部，当后正中线上，第二腰椎棘突下凹陷中。案例中矫大夫给老人家在这五个穴位各揉了 3 分钟，便解决了老人家困扰许久的排尿问题。

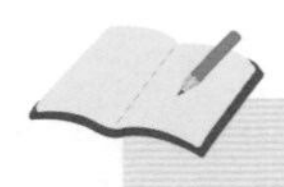

“小案例”——尿失禁的尹大娘

尹大娘退休在家，每天都和大爷去外面溜达，但是她有一个隐疾，就是尿失禁，已经1年了，无论春夏秋冬都需要用尿不湿。尹大娘一年间去各种大医院检查过，也吃过西药和中药，但是效果都不理想，时好时坏，尹大娘几乎都要放弃继续治疗的时候，听邻居介绍来到中医学院做推拿，不用打针不用吃药。尹大娘半信半疑地来到了推拿科，大夫了解了病情后，先是在尹阿姨的肚子上揉了揉，又是摩擦了尹阿姨的腰部，第一次并没有什么效果，持续治疗2周之后，尹大娘感觉自己的腰部没那么凉了，又坚持了1个月，尿失禁的症状逐渐好转了起来。尹大娘最近都和家人去海南旅游了，并且每天坚持给自己用推拿手法治疗，现在已经不用随身携带尿不湿了。

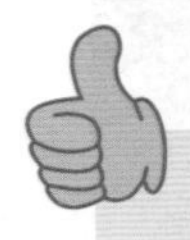

“小妙招”——准确点穴好操作

中医学院的大夫给尹大娘用的手法没那么神秘，简单易学。首先屈膝躺在床上，用手掌贴于小腹部，先顺时针环形摩动30次，再逆时针环形摩动30次。然后用中指指腹按揉中极穴（位于前正中线，脐下4寸，即脐下五横指处）和关元穴（位于下腹部，前正中线上，脐中下3寸，即脐下四横指处），每穴100 ~ 200次。然后让患者俯卧，双手握拳，置于后背，以第二掌指关节突起部分别按揉肾俞（位于腰部和肚脐同一水平

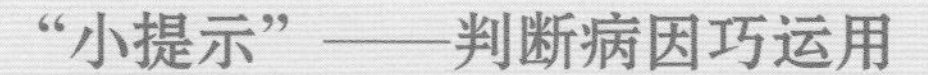

“小提示”——判断病因巧运用

● 尿失禁是指尿液不能自主地排出或不能控制而致的尿液滴沥，根据发病原因及病变部位分为真性尿失禁、假性尿失禁、应力性尿失禁。自主按摩主要适应于功能性尿失禁，对由于尿道括约肌损伤或脊髓神经损伤引起的尿失禁则效果不理想。

● 老年朋友们需要每天早晚各按摩 1 次，平时也要注意腰部及下肢部的保暖，不要着凉。

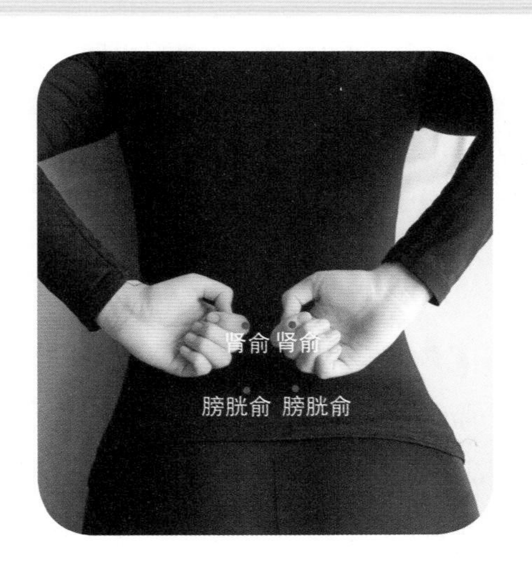

线上，即第 2 腰椎棘突下，旁开 1.5 寸，即两横指的宽度）、膀胱俞（位于后正中线平第 2 骶后孔，旁开 1.5 寸处取穴），每穴 100 ～ 200 次。最后将双手掌置于腰两侧，自上而下，反复摩擦 100 ～ 200 次，以局部发热为度。

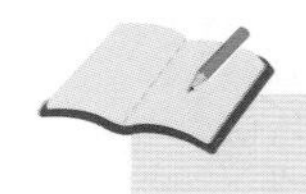

“小案例”——李妈妈的脸肿了

李妈妈每天都送宝宝上学，有一天宝宝起床后发现妈妈的脸肿了，可能是前一天晚上睡觉前喝了太多的水，李妈妈躺了一会儿，肿消下去了一些，但是到晚上李妈妈的脸还像早上一样的肿，还以为是吃了什么东西过敏，于是去医院检查了一下，并没发现什么异常。之后等李妈妈的月经过去之后，浮肿马上就消失了。第二次月经前，李妈妈又像上次那样肿，让她很苦恼，于是去找中医大夫治疗，大夫听说了李妈妈的情况后，教李妈妈按摩4个穴位，嘱咐她每天回去按摩，一个月之后，李妈妈在下个月经期果然没有那么肿了。后来李妈妈每天坚持按摩，再也没出现过经前浮肿的现象了。

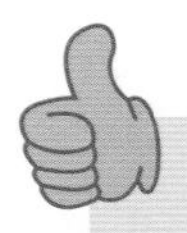

“小妙招”——四个穴位消浮肿

四个穴位消浮肿，浮肿人群要记牢！

足三里：患者站位，弯腰，同侧手张开，虎口围住膝盖骨上外缘，余下四指向下，中指尖所指处，即为本穴，用力按压时有酸胀感。

三阴交：首先患者正坐屈膝成直角，除大拇指外其他四个手指并拢，横放在足内踝尖（脚内侧内踝骨最高的地方）上方，小腿中线与手指的交叉点就是三阴交穴。

阳陵泉和阴陵泉：阳陵泉在小腿外侧，当腓骨头前下方凹

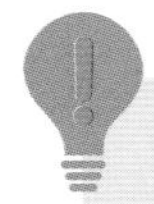

“小提示”——避免紧张，多运动

● 如果可以排除心、肾、肝疾患及甲状腺功能减退、营养不良等器质性疾病，则可使用小妙招。

● 消除精神紧张等因素，浮肿并伴有肥胖的患者应适当控制饮食，并适当参加体力活动，适当控制食盐摄入量。严重浮肿者，就需要去医院治疗。

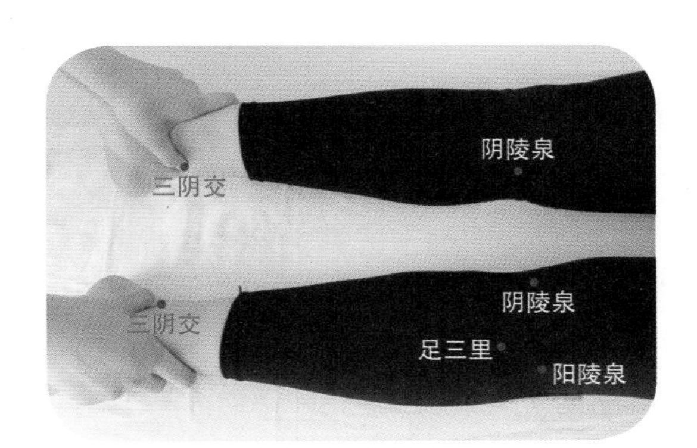

陷处，腿外侧膝盖骨四横指处摸到一根筋处便是，来回拨动这根筋就是按摩阳陵泉。阴陵泉在小腿内侧，当胫骨内侧髁后下方凹陷处。这两个穴位是左右对称的。

上述的四个穴位，每个穴位按摩 5 分钟。坚持 1 个月，浮肿症状会有明显改善。

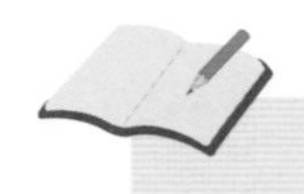

“小案例”——小胖妞的春天

王妹妹今年上大一，是班里的小胖妞，她暗恋着班长，却又不敢表白。假期回家跟姐姐谈心，姐姐是省中医院的大夫，知道了妹妹的小心事之后，决定帮妹妹减肥。于是姐姐用在推拿科常用的手法给妹妹减肥，先是给妹妹按摩腹部，然后是手臂和大腿，并嘱咐妹妹每天多喝水，饭照常吃，每天慢跑 1 个小时，10 天以后妹妹真的减掉了 2 斤。姐姐回去上班后，王妹妹每天坚持给自己做推拿，一个寒假结束后，王妹妹瘦了 10 斤，比以前自信了许多，但是她并没有跟班长表白，因为班长主动给妹妹递了一封情书。

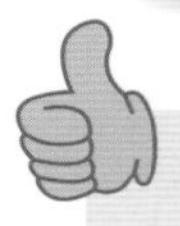

“小妙招”——全身都可来按摩

学会我们的减肥手法，胖子也会有春天。

①腹部按摩：腹部是内脏器官的集中部位，通过腹部按摩可以强化肠胃功能，防止便秘。将手掌放到肚子上，以肚脐为中心，按逆时针方向揉动 10 分钟。

②手臂按摩：手臂部位很难减掉，可以用右手从手腕处至腋窝抓捏左胳膊，左手反之。通过按摩可使血液从手腕向腋窝顺畅流动，排出体内乳酸毒素，并防止肌肉松弛。

③大腿按摩：如果体内毒素不能很好地排出，就会形成堆积，大腿后部会产生很多脂肪团。从膝盖开始向着臀部慢慢双手揉动，使大腿后部的毒素沿着肛门方向排出。

④小腿按摩：运动后，如果整理运动做得不充分，很容易形成小腿充血，小腿部分就会出现很难去除的肥肉。将手掌在小腿上呈椭圆形运动，通过按摩可使小腿彻底放松。

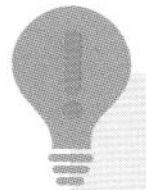

“小提示”——多饮水，多运动

● 如果长期坚持按摩，便能够促进新陈代谢，增加血液和肌肉的营养，对治疗局部肥胖也很有效。在做手臂和大腿的局部按摩时，以 10 分钟为宜。

● 另外，在做手法减肥的同时要多喝水，不需要节食，要坚持运动。

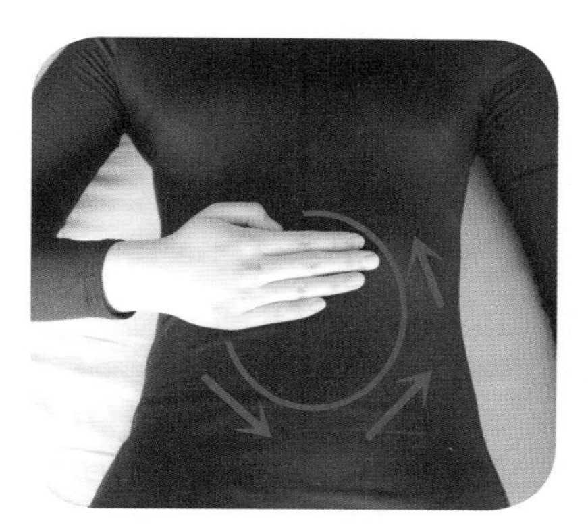

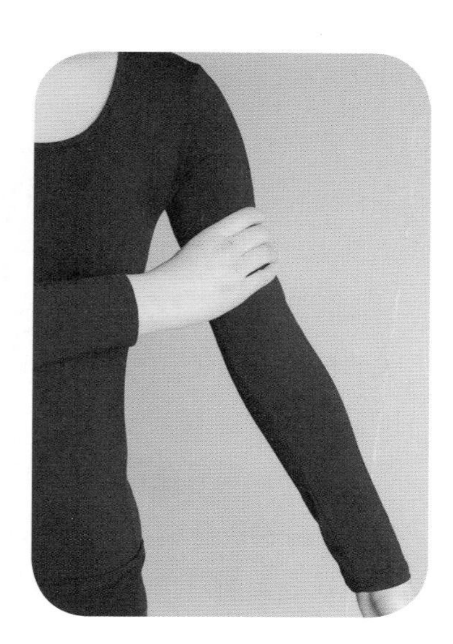

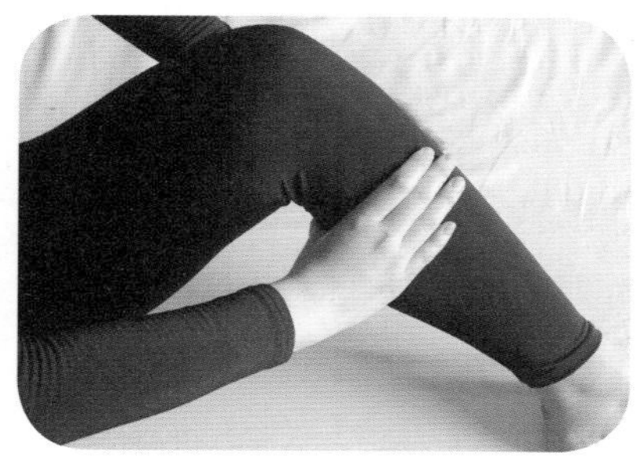

25 落 枕

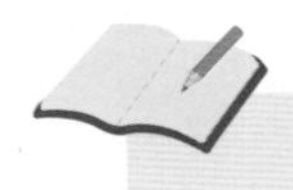

“小案例”——歪脖的耿小姐

夏天空气炎热，耿小姐开着空调在家里睡了一宿，第二天起来脖子不能动了，脖子歪着没法上班，只好去医院治疗。她来到了推拿科，经诊断后是落枕，大夫先是给耿小姐点按了肩膀上的几个穴位，然后对耿小姐颈部紧张的肌肉进行放松，并用手法辅助耿小姐的头部做环形运动，最后放松了颈根部的肌肉。经过一次治疗后，耿小姐的落枕好了许多。耿小姐跟大夫把这套手法学来了，家里有人再落枕的时候就可以自己治疗了。

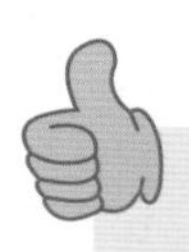

“小妙招”——主要目的是放松

点穴：用拇指点按风池穴（当抬头时，在颈椎后正中两侧各有一隆起的肌肉，在耳朵的后方有一突出的骨头，在突出的那块骨头与隆起的肌肉之间有一凹陷处即是）、肩井穴（在大椎穴与肩峰连线中点，即肩部最高处）、合谷穴（以一手的拇指指骨关节横纹，放在另一手拇指、食指之间的指蹼缘上，当拇指尖下即是），每穴点按半分钟。

松筋：首先在颈部两侧寻找压痛点，在压痛点上用拇指按揉约 1 分钟，再用手拿捏颈部和肩部肌肉，约 2 分钟。

活动颈部：用手指按住患侧的肌肉，让头部先做左右转动，再做抬头低头运动，最后再做颈部环转运动。当转到某个角度出现疼痛时，手指立即按揉局部，头部继续转动。

“小提示”——平时睡眠要注意

● 炎热的夏天怎能离得开风扇和空调。在夏季里，很多人都是开着风扇和空调睡觉，那么就要注意了，开着风扇和空调睡觉极易引起落枕。

● 很多人都有落枕的经历，落枕不是很严重的病症，但是如果不治疗，落枕就很难好。一般的落枕都无需去医院诊治，只需要做简单的按摩手法就可以解决。

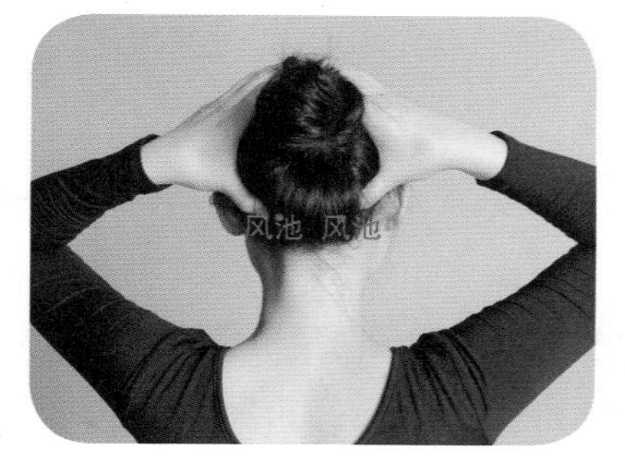

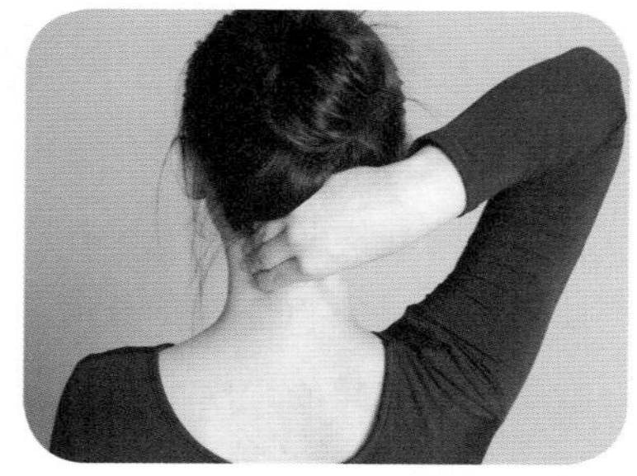

抱颈：双手手指交叉，掌根抱住颈部，双掌根相对用力，捏挤颈部，并向上提起，反复 10 次，再用手掌在患部使用掌擦法操作 20 次。患有落枕的病人，关键是颈部肌肉过于紧张，放松颈部肌肉，对改善落枕有很好的效果。

26 颈椎病

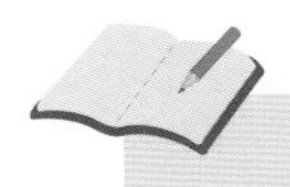

“小案例”——脖子疼的穆会计

穆先生是某公司的会计，每天都对着电脑不断的记账、查账，经常工作很长时间，他的脖子总是很僵硬，有时候脖子特别疼，自己敲几下就好了。同事都劝穆先生保护好身体，预防颈椎病，穆先生心里开始着急了，晚上看电视的时候，看到了一个养生节目，节目中介绍的就是怎样预防和治疗颈椎病，穆先生跟着做了几次，脖子也不怎么僵硬了，穆先生还把这个按摩的方法教给了单位同事们，大家都反映效果非常好。

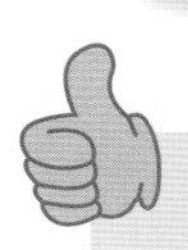

“小妙招”——准确点穴好操作

颈椎病在办公室一族中是常见疾病，学会这几个“小动作”，不仅能够起到治疗作用，也能很好地预防颈椎病的发生。首先，用双手拇指腹部在风池穴（当抬头时，在颈椎后正中两侧各有一隆起的肌肉，在耳朵的后方有一突出的骨头，在突出的那块骨头与隆起的肌肉之间有一凹陷即是）点按2分钟。然后，用双手拇指与其他四指腹部揉按颈部两旁肌肉2～3分钟。注意应重点拿捏或揉按酸痛点，即阿是穴。最后，将一侧手经前方放至肩上部，用手指腹部揉按肩上的肌肉2分钟，再用掌侧叩击10次即可。

简单的动作，极好的疗效，按照我们的方法便可以很好地预防颈椎病的发生，大家快来学起来吧！

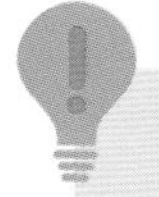

“小提示”——使用手法减病痛

● 自我按摩保健方法简单易行，可每日早晚各按摩 1 次。当颈部疲劳不适时，可随时按摩，不仅可以改善局部血液循环，缓解软组织紧张，还可消除颈肌疲劳，防止颈部僵硬。如果确实是患有严重的颈椎病，并出现头晕、肢体麻木的症状，应及时去医院就诊治疗。

● 无论是学生还是上班族，每天都要及时活动自己的颈椎，不要让颈部的肌肉过度疲劳。

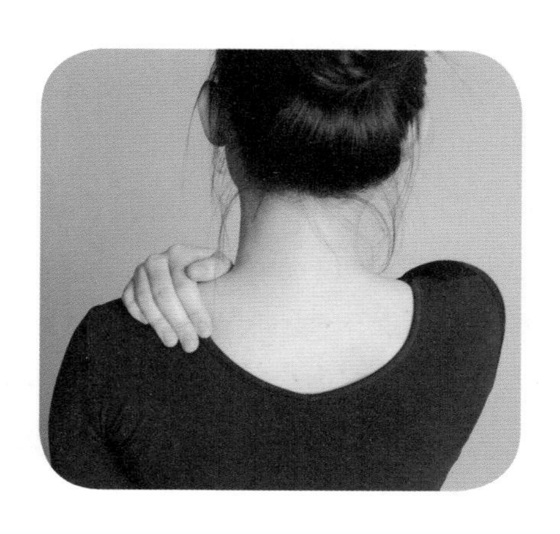

27 急性腰扭伤

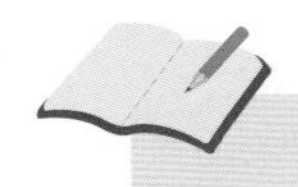

“小案例”——都是麦子惹的祸

秋天到了，老刘在家收割麦子，收好了麦子之后，还要扛到仓库去，老刘一下子就把一袋百余斤的麦子扛到肩上，结果扭了腰，腰疼得动不了。村里的医生过来看了后，也没法缓解老刘的腰疼，只好带老刘到城里去治疗，城里的大夫教给老刘他们一个方法，如果下次扭了腰，可以先用香油涂擦腰部，按两个穴位先止痛，再去医院治疗。

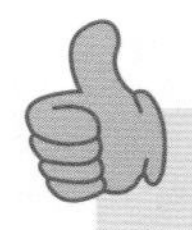

“小妙招”——香油穴位配合用

当发生急性腰扭伤的时候，可先同时按压睛明穴（位于面部，眼内角稍上方凹陷处）和至阴穴（位于小脚趾外侧，趾甲角旁 0.1 寸处），具有止痛的功效。睛明穴和至阴穴是膀胱经的起止穴，同时按摩它们，能让气血很快贯通整条膀胱经络。而急性腰扭伤之所以出现疼痛，与膀胱经气血临时受阻有很大关系。所以，在得到正规的检查和治疗之前，可先同时按揉至阴穴和睛明穴来缓解疼痛。腰扭伤发生的时候，也可以先在扭伤的腰部涂上香油，香油具有很强的润滑作用，可以快速地涂擦。香油性温，用其做润滑液，摩擦时可以使香油的温性得以发挥，从而使腰部的皮肤发热，这样就可以起到活血化瘀的作用。

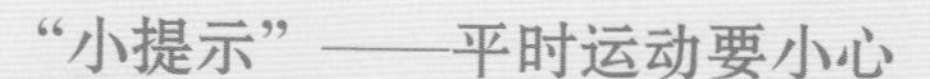

“小提示”——平时运动要小心

● 在做剧烈运动的时候，腰部要逐渐用力，力度先弱后强，尽量不要用猛力，以免发生腰扭伤。刚扭伤的腰部尽量不要去按摩，要减少活动，卧硬板床休息。可以外贴膏药，过一天后才可以去医院治疗。

● 急性腰扭伤常常是因为我们在干重活或者搬比较重的东西时，腰上的肌肉过度收缩，造成的筋、肌肉、韧带拉伤，这种情况在生活中很常见，只不过症状有轻有重，当仔细分辨，及时采取措施。

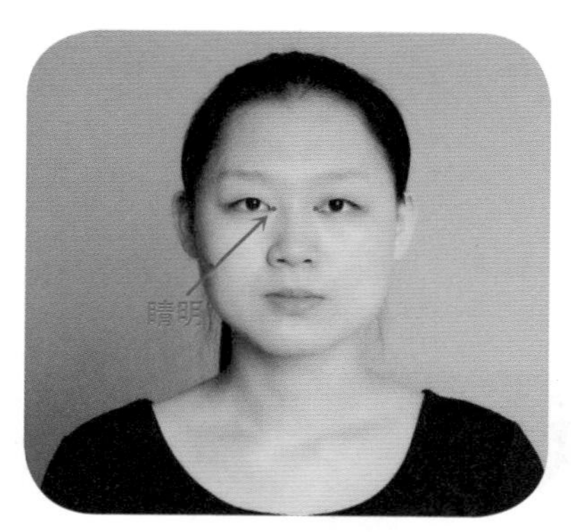

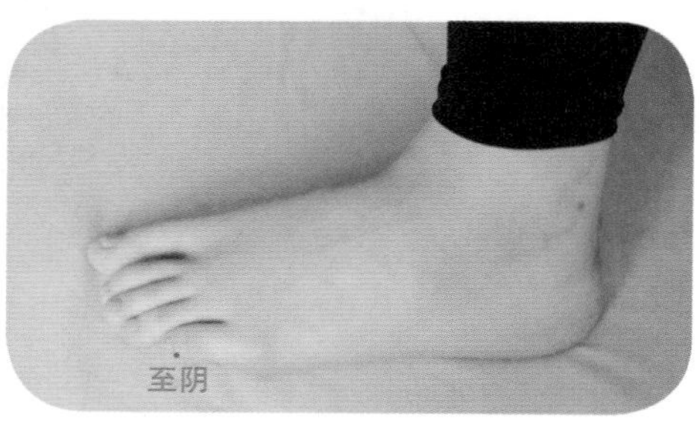

“小妙招”——自我防治疗效好

轻微的腰痛常常可自行缓解，若配上推拿手法则会好得更快。一是用指尖揉人中穴 2 分钟。二是双手对搓发热之后，重叠放于腰椎正中，由上向下推搓 50 次，至局部产生热感为止。三是两手五指并拢，分别放在后腰左右两侧，用掌心上下缓慢揉搓，至发热为止。四是用双手半握拳，用两拳的背面轻叩腰骶部，以不引起疼痛为度，左右同时进行，各叩 30 次。五是两手叉腰，大拇指分别按于两侧腰眼处，其余四指用力挤压，并按揉腰部两侧，各 36 下。六是两手握拳，从腰部向上和向下滚动、按摩，先自下而上，再自上而下，可反复多次。七是取坐位，用两手分别点按两腿委中穴（腘窝正中处）2 分钟，以被按部位出现酸、麻、胀的感觉为宜。

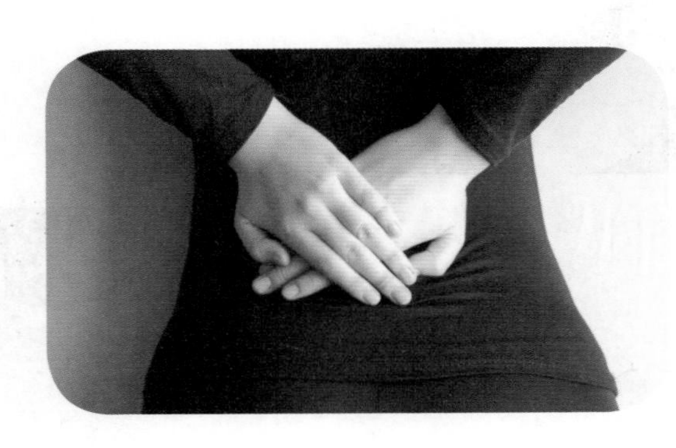

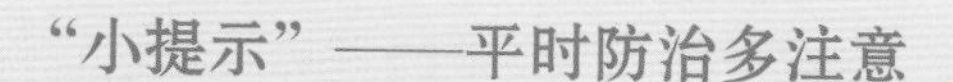

“小提示”——平时防治多注意

● 防止潮湿或寒冷受凉，不要随意睡在潮湿的地方；根据气候的变化，随时增添衣服；出汗及雨淋之后，要及时更换湿衣或擦干身体；天冷时可用电热毯或睡热炕。

● 防止过劳，在各项工作或劳动中应注意有劳有逸。

● 使用硬板软垫床，睡眠是人们生活的重要部分之一，床的合适与否直接影响人的健康，过软的床垫不能保持脊柱的正常生理曲度，所以最好在木板上加一个 10cm 厚的软垫。

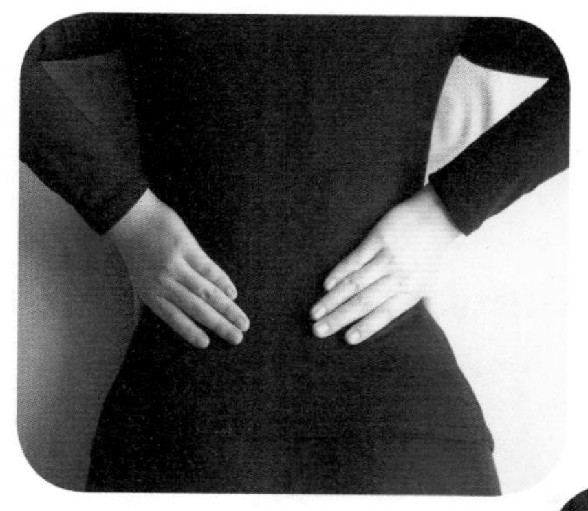

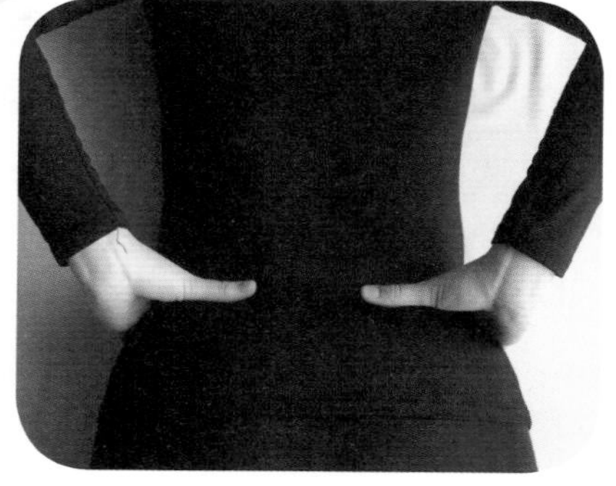

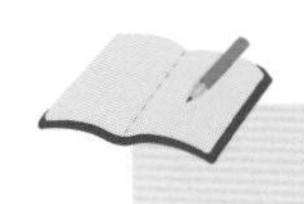

“小案例”——肩膀疼痛的袁先生

袁先生得了肩周炎，在医生的治疗下，袁先生的肩膀渐渐地不那么疼了，可不巧的是，袁先生要出差 1 个月，无法继续进行治疗了，他很着急，怕耽误了疗程，病治不好可怎么办。医生便教了袁先生一套自我治疗的方法，袁先生现在每天坚持自己治疗，肩膀疼痛的症状一天比一天好转了。

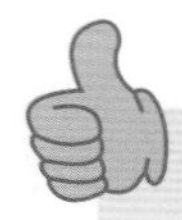

“小妙招”——自己治疗效果好

肩痛在现代生活中较为常见，学会一套治疗方法可以让您和周围的家人朋友受益终身。

（1）用健侧的拇指或手掌自上而下按揉患侧肩关节的前部及外侧肌肉，时间大约 2 分钟，在局部痛点处可以用拇指点按片刻。

（2）用健侧手的第 2 ～ 4 指的指腹按揉肩关节后部的各个部位，时间大约 2 分钟，按揉过程中发现有局部痛点亦可用手指点按片刻。

（3）用健侧拇指及其余手指的联合动作揉捏患侧上肢的上臂肌肉，由下至上揉捏至肩部，时间大约 2 分钟。

（4）还可在患肩外展等功能位置的情况下，用上述方法进行按摩，一边按摩一边进行肩关节各方向的活动。

（5）最后用手掌自上而下地按揉 2 分钟，对于肩后部按摩不到的部位，可用拍打法进行放松。

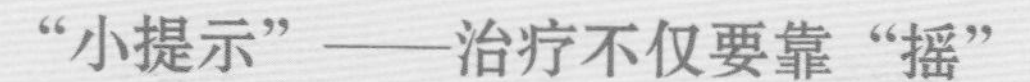

● 肩周炎的患者平时要注意肩部保暖，避免受寒，经常活动肩关节。

● 很多人在得了肩周炎之后最常听到的就是“运动疗法”，就是把活动受限的肩膀被迫给摇开，可是这样的效果并不是很好，还容易造成损伤，学习了咱们的小妙招之后，就不需要天天“摇”肩膀了。

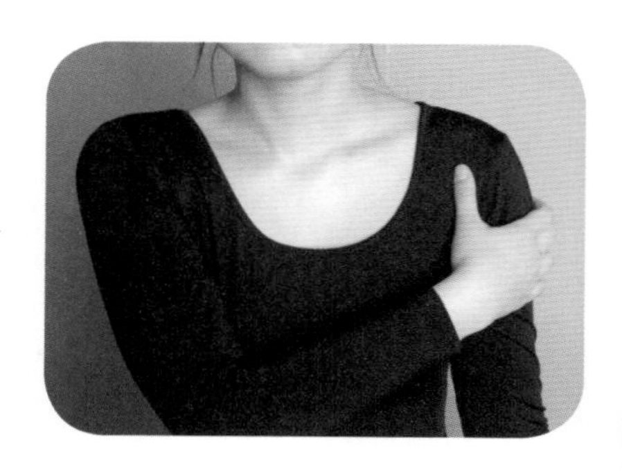

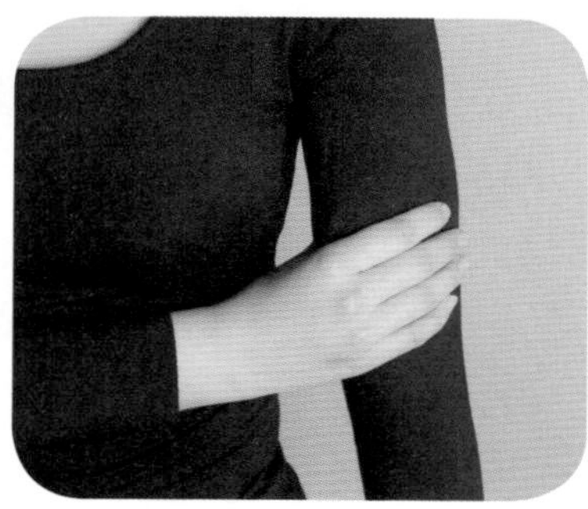

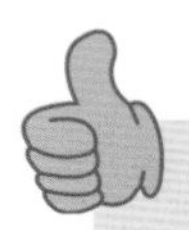

“小妙招”——准确点穴好操作

网球肘患者应该平时多放松肘部肌肉，点按肘关节附近的穴位。

（1）点揉曲池穴、合谷穴、手三里穴：用健侧手的拇指指端按压住患侧上肢的曲池穴、合谷穴、手三里穴，以感到酸胀为佳，然后按顺时针方向点揉三穴，每穴约 1 分钟。

（2）点揉阿是穴：用健侧手的拇指指端按压住患者在肘部附近的压痛点，阿是穴就是前臂按压出现疼痛的部位，按压以感到酸痛为佳。

（3）用健侧手的拇指指端按住患侧肱骨外上髁最痛处，网球肘最疼痛的部位一般就是肱骨外上髁处，以酸痛能忍受为佳，然后顺时针方向按揉约 3 分钟。

（4）放松前臂肌肉：健侧手用拿法或揉法放松整个患侧前臂的肌肉。主要针对皮下和骨膜上的肌肉层。

（5）被动运动患肢：患肢完全放松，用健侧手握住患侧腕部，然后带动患侧手做左右旋转和前后屈伸动作。注意力度要缓和均匀，不宜过强、过快，幅度可大一些。各操作 3 分钟。

（6）摩擦患处：用掌根或大鱼际由上向下快速摩擦前臂肌肉，约半分钟，以有温热感为宜。

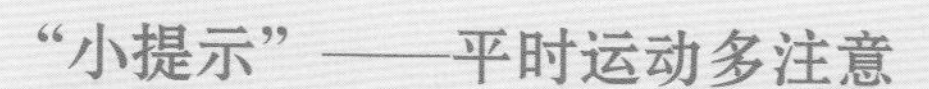

“小提示”——平时运动多注意

● 网球肘又称肱骨外上髁炎，有慢性和急性两种损伤。从事网球运动中受到急性损伤，常见于“反拍击球”时用力过猛或训练过度，造成肌肉起点处的牵拉伤。慢性损伤多因日常生活中一些动作不适当，如前臂反复旋转或腕部屈伸运动过重，均可造成网球肘。那么大家在平时的日常生活中应当注意保护好自己，不要用力过猛，以免造成肘部损伤。

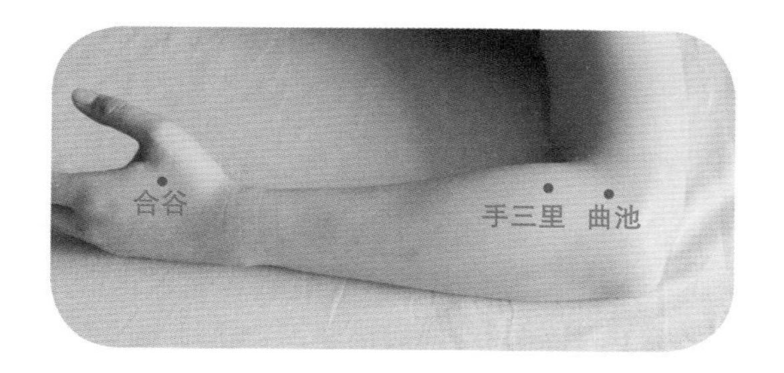

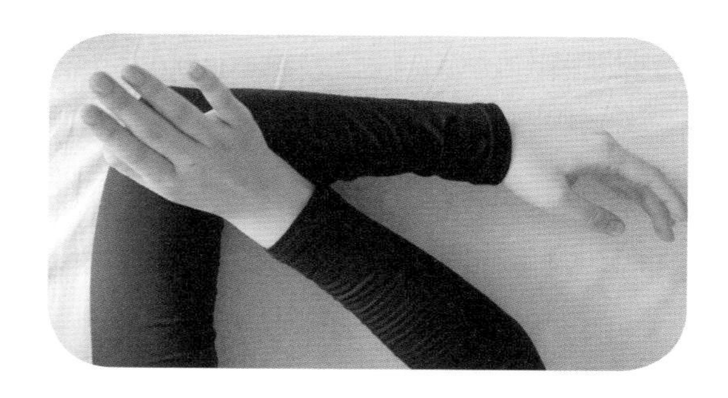

31 腱鞘囊肿

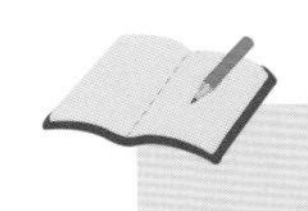

“小案例”——婆婆的秘方

小玉每天在家做家务，照顾老公和孩子，有一天早上起来，发现自己手腕处鼓出来一个小疱，婆婆看了看，说很有可能是腱鞘囊肿。婆婆用家乡的推拿方法每天给小玉按摩，不按摩的时候就用一个硬币压着，小疱越来越小，最后就消失了。

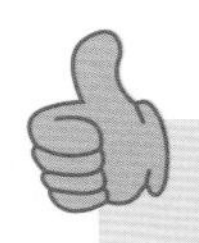

“小妙招”——准确点穴好操作

腱鞘囊肿是发生于关节部腱鞘内的囊性肿物，是一种关节囊周围结缔组织退变所致的病症。囊肿内含有无色透明或橙色、淡黄色的浓稠黏液，多发于腕背和足背部。腱鞘囊肿一般采用按摩手法便可治愈。首先，用拇指沿着囊肿以顺时针或逆时针方向按摩，逐渐向上到囊肿顶部，然后再从底部开始，这样循环往复，用力不要太大，以不痛或轻微疼痛为度，按摩时间要长一些，每次至少半小时，每天 3 次，多做更好。同时活动囊肿附近关节 20 ～ 30 次，坚持治疗 1 个月便会有明显的效果。

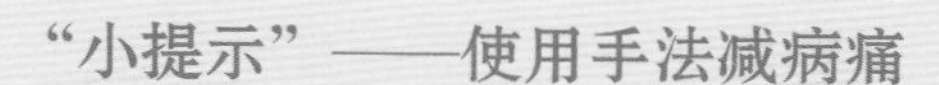

● 按摩能改善局部血液循环，可以促使囊内液体逐渐被吸收。本病容易复发，重复按摩仍然有效。

● 腱鞘囊肿多见于青年或中年，女性较男性多见。好发于手腕背关节的前面，呈半圆状囊性隆起，生长缓慢，大小不一，大多在 2cm 以下，质软，表面光滑，不与皮肤粘连，不痛，有时因压迫神经可有关节无力或酸痛，用力按压局部，疼痛明显。

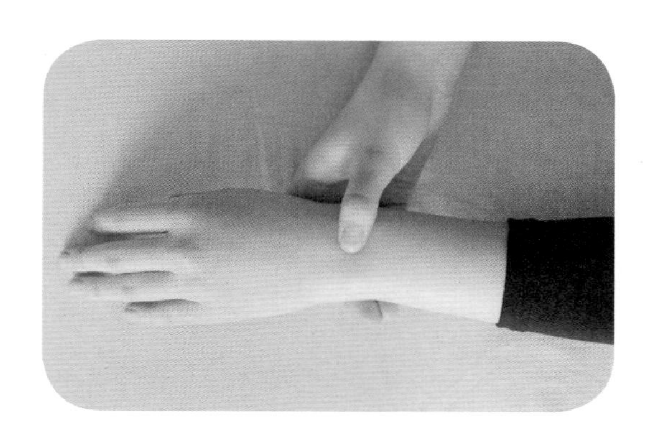

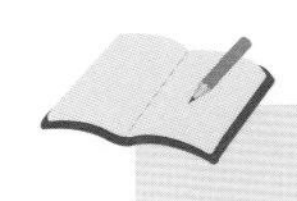

“小案例”——膝盖疼“碎”了

于先生是省中医院药房的药剂师，他每天站在大大的柜子前面给患者们抓药，时间长了，膝盖特别疼，有时候疼得晚上睡不着觉，他以为是年纪大加上着凉了引起的，就没怎么在意。后来疼得都站不住了，于是他只好去治疗，大夫让他去理疗科做射频电疗，同时接受针灸治疗，回家之后也可以通过自己按摩来放松膝盖。坚持了 1 个月之后，于先生的膝痛症状减轻了许多。

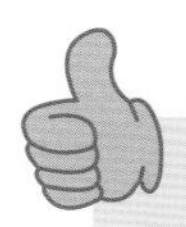

“小妙招”——准确点穴好操作

① 推按大腿：平坐在床上，双腿平放或者自然弯曲，先将患侧的腿放平，搓热双手，用双手从大腿根部往膝盖方向缓慢推按，力度由轻开始慢慢加重，推按 3 分钟。

② 按压膝部：平坐在床上，患侧腿平放或者自然弯曲，搓热双手，用双手按压患侧膝部，左手在膝盖左边，右手在膝盖右边，先左右相对按压 1 分钟；然后一只手在膝盖上部，另一只手在膝盖下部，上下按压 1 分钟；接着全方位地按压膝部关节，用双手掌心从各个角度揉按膝盖至膝部发热，揉按 2 分钟。

③ 足腿导引：平坐在床上，以左腿患膝关节为例。第一步：左腿膝盖弯曲，左手握住脚趾部位，右手握住脚跟部位。第二步：左手把脚趾向左方向牵引，右手把脚跟向右方向牵引，慢

“小提示”——使用手法减病痛

● 以上第二三步可重复 10 次，如果右腿患病反之。注意自我牵引的力度一定要柔和，动作一定要缓慢，幅度以不能动为止。

● 膝关节是人体承重最大、最复杂的关节，平时要注意保护好，天气冷的时候可以备一个护膝，防止膝关节受寒。

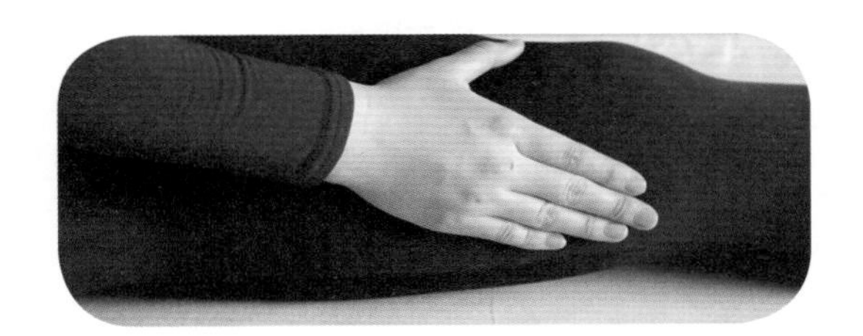

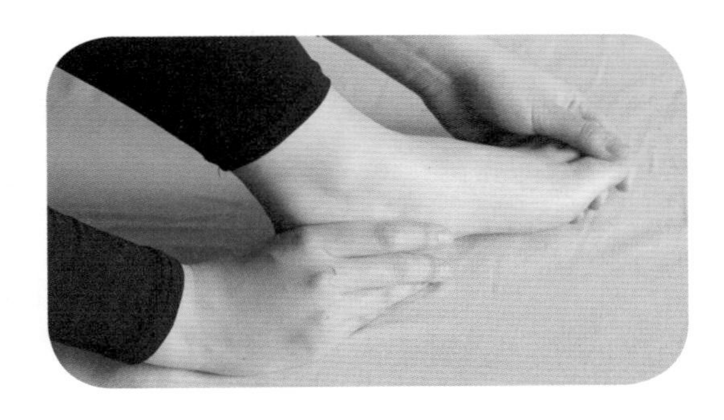

慢牵引到不能动为止，力度要柔和，同时配合呼吸。第三步：双手依然分别握住脚趾和脚跟，慢慢牵引让脚自然归位，同时配合吸气。

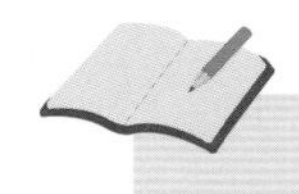

“小案例”——小腿抽筋的于老师

于老师现在退休在家，每天晚上睡前都要喝一杯牛奶，因为有时候到了晚上，她的小腿就会突然抽筋，经常抽着抽着就疼醒了。每次于老师的腿抽筋时，她的爱人都给她捋一捋，这样疼痛能缓解不少，可是仍然要持续好长时间。于是于老师的爱人便翻阅了很多书籍，也去咨询了很多大夫，最后总结出一套推拿的方法，每次于老师抽筋的时候给她推拿，效果很好。

“小妙招”——准确点穴好操作

① 按揉小腿肌肉：取坐位，一手或双手用按法或揉法自腘窝至跟腱，用力按揉数分钟，至小腿肌肉放松为止。

② 揉腘窝：取坐位，用双手食指和中指点揉腘窝，约 2 分钟。

③ 点承山穴：承山穴在小腿伸直时肌肉出现人字形的凹陷处。取坐位，用拇指点揉承山穴，以有酸胀感为宜，约 2 分钟。

④ 弹拨跟腱：取坐位，用拇指用力弹拨跟腱数十次。

⑤ 揉搓小腿：取坐位，用双手相对用力揉搓小腿肌肉，约 2 分钟。

⑥ 拍打小腿：取坐位，双手五指自然并拢，掌指关节微屈，虚掌平稳而有节奏地平拍小腿，约 2 分钟。

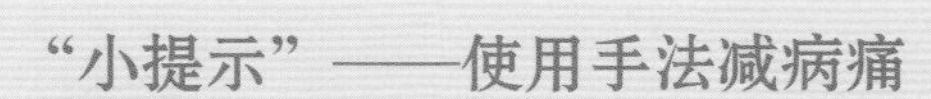

“小提示”——使用手法减病痛

● 小腿抽筋在医学上称之为“腓肠肌痉挛”。自我推拿可以起到温经通络，宣通气血，解痉止痛等作用，自我推拿对于缓解腓肠肌痉挛所致的小腿肌肉僵硬、剧痛等症状的效果颇佳，有时甚至可以手到病除。

● 假如是在睡觉中忽然出现小腿抽筋，首先可以向上抬脚背，给腓肠肌以被动牵拉的力，解除腓肠肌的痉挛，然后再进行小妙招的手法。

● 老年人如出现小腿抽筋，还要留意检查是否由动脉硬化或缺钙引起。

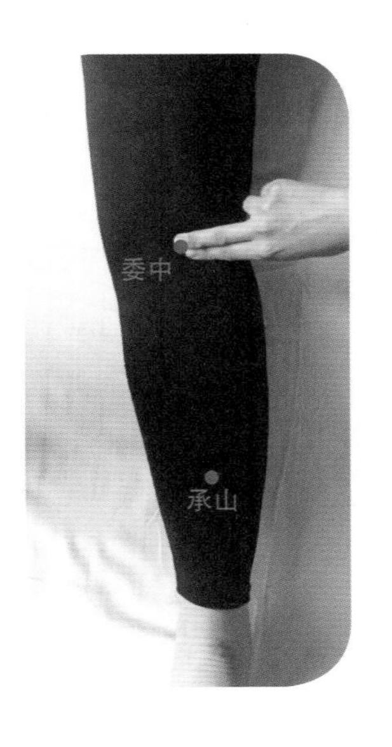

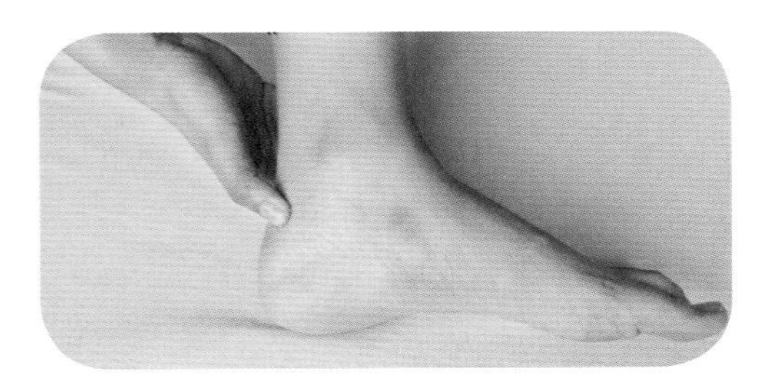

34 乳腺增生

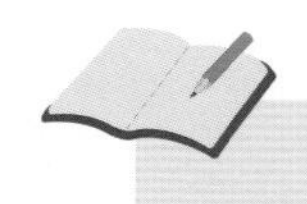

“小案例”——有“硬块”的王医生

有一次科室开展关于治疗乳腺相关病症的推拿讲座，邢大夫找科里的女医生、女护士去做模特，在进行乳腺检查时，王医生被检查出轻度的乳腺增生。于是，邢大夫先是在王医生的前臂内侧点按了几下，又在胸前点按了几个穴位，并嘱咐王医生每天都过来治疗 1 次，1 个月之后，王医生又去检查了一次，轻度的乳腺增生竟然好转了许多。

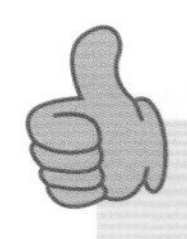

“小妙招”——手法简便易操作

（1）双手从肘部向手腕沿着前臂内侧点按 3 遍。

（2）指按：中指点按膻中（位于两乳头连线中点）、期门（乳房根部下两横指处）、乳根（乳房根部），每个穴位点按 10 秒。

（3）左前臂展开与身体呈大致 135 度角，用右手来回掐揉腋下突起部分，方向不论，力道如前，大约 5 分钟。

（4）用双手大鱼际部位来回搓擦双侧腹股沟，直至将腹股沟擦热为止。

“小提示”——平时预防更重要

● 乳腺增生大多发生在 25 ~ 45 岁之间的女性身上，被检查出乳腺增生后，要按时作息。

● 保持心情舒畅，合理安排生活。注意适当休息，适当加强体育锻炼，避免过度疲劳。保持乳房清洁，经常用温水清洗，注意乳房肿块的变化。

● 最好常吃海带，有消除疼痛，缩小肿块的作用。可多吃橘子、橘饼、牡蛎等行气散结之品，忌食生冷和辛辣刺激性的食物。

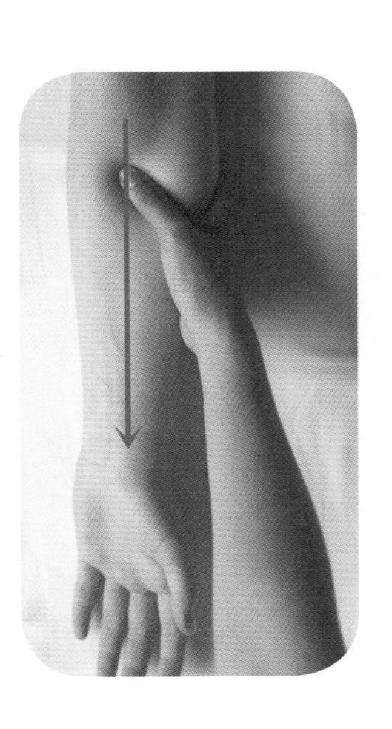

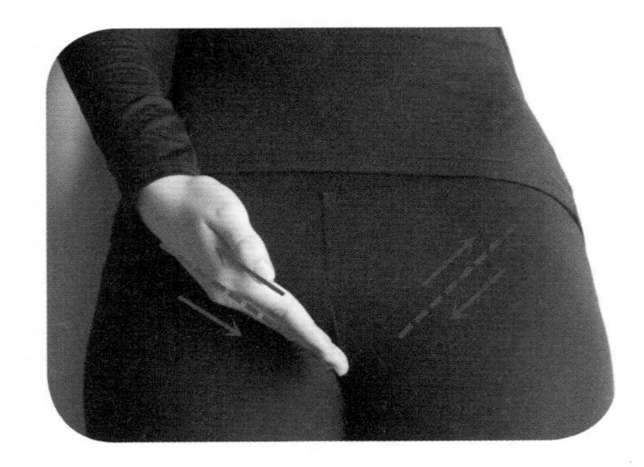

35 乳房胀痛

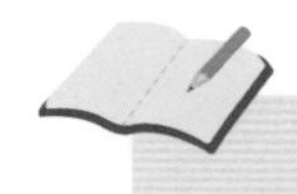

“小案例”——胸痛的王小姐

银行职员王小姐今年32岁，经常感到胸部隐隐胀痛不适，又不好意思去医院检查治疗。而且每次来月经之前胀痛得厉害，持续好几天，常常感到坐卧不安。王小姐也曾经尝试去美容院解决，但是各种天价的套餐及五花八门的治疗手段，钱包瘪了不说，效果甚微。后来陪朋友来中医学院看病的时候，看到有人跟她一样的情况，并且已经治好了很多，于是她也挂了个号。大夫经过望闻问切，指导女学生轻轻地在乳房附近按揉了一会，然后在两腋揉按，最后用双手对乳房进行推按，顿时觉得有所缓解。又做了5次治疗之后，病情大大地好转了。

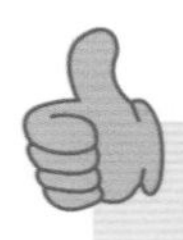

“小妙招”——手法简便易操作

指按：中指点按膻中（位于两乳头连线中点）、期门（乳房根部下两横指处）、乳根（乳房根部），每个穴位点按10秒。

指击：四指指尖轻击对侧乳房，以乳晕为中心，环状叩击5遍。

摩擦：四指并拢，拇指自然张开，手掌轻贴乳房皮肤环摩10圈；然后用双手交错，手掌摩胁肋部10下。

揉拿：用拇指和食指揉拿肿块，由内侧至腋窝。

抹推：双手四指并拢，虎口张开，一手托乳向中央，另一手将乳房向上推至锁骨，重复30次，再换对侧乳房。

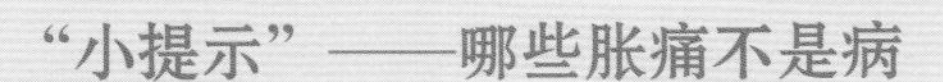

“小提示”——哪些胀痛不是病

● 正常的生理性乳房胀痛，如青春期乳房胀痛、经期前乳房胀痛、孕期乳房胀痛、产后乳房胀痛、人工流产后乳房胀痛、性生活后乳房胀痛等。

● 生理性乳房胀痛均可用按摩、热敷、冷热交替外敷的方法缓解，产后乳房胀痛还可用橙皮水热敷治疗。另外合理规律的饮食，穿戴合适稳固的胸罩，都能在一定程度上预防乳房胀痛的发生。

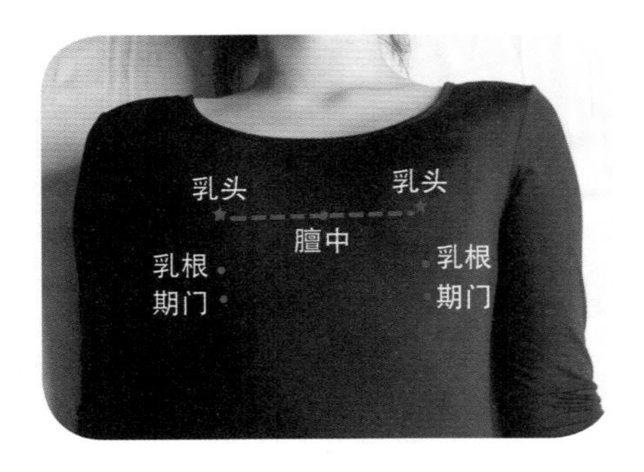

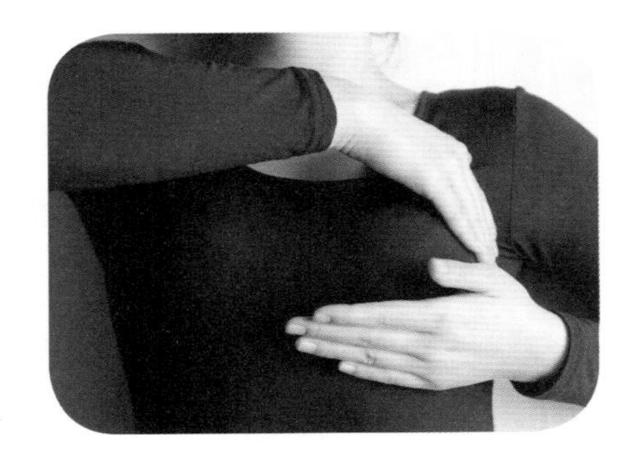

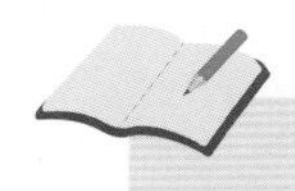

“小案例”——肚子疼的梅梅

梅梅今年上高中，每个月的“那几天”都是她最难受的时候，肚子疼得起不来床，让她不仅爱哭，心情不好，还疼得直冒虚汗。梅梅喝了红糖水，用了热水袋还是不管用，就这样痛苦的一个学期过去了。梅梅放暑假回老家，邻居老奶奶听说了梅梅的情况，先是在梅梅的脚上按了按，又在腿上按了按，最后在梅梅的小腹部按了按，并且叮嘱梅梅每天都要坚持按这几个地方。梅梅在下次月经前坚持了一个月，果然这次痛经的症状减轻了。梅梅又坚持了 3 个月，之后每次的例假都平安度过了。

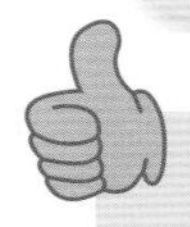

“小妙招”——找到位置坚持好

邻居奶奶教梅梅的方法是点按以下几个穴位：

太冲穴：位置在脚大踇趾与第二趾之间，可以用左手拇指指腹揉捻右太冲穴，右手拇指指腹揉捻左太冲穴。

三阴交穴：首先正坐屈膝成直角，除大拇指外其他四个手指并拢，横着放在足内踝尖（即脚内侧内踝骨最高处）上方，小腿中线与手指的交叉点就是三阴交穴。

血海穴：屈膝，在大腿内侧，用手掌包裹住膝盖，指尖冲着自己，大拇指点按的地方就是血海穴。

子宫穴：位于下腹部，脐下 4 寸处，正中线旁开 3 寸，左右各一穴。按摩时用双手食指、中指按压住两旁的子宫穴，稍加压力，缓缓点揉，以有酸胀感为度。

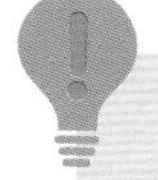

“小提示”——平时预防更重要

● 被痛经折磨的姑娘们，用按摩治疗痛经时，要用拇指指腹分别揉按穴位，每个穴位按摩 5 分钟，以有酸胀感为宜。一般在经前一周开始，月经来潮后停止。非经期的时候按摩这几个穴位可以预防痛经的发生。

● 如果能针对这几个穴位进行艾灸，效果会更好。

● 平时也要注重保暖，忌食生冷；保持情绪稳定，精神愉悦；应做到膳食合理平衡，生活规律，并适度参加锻炼。

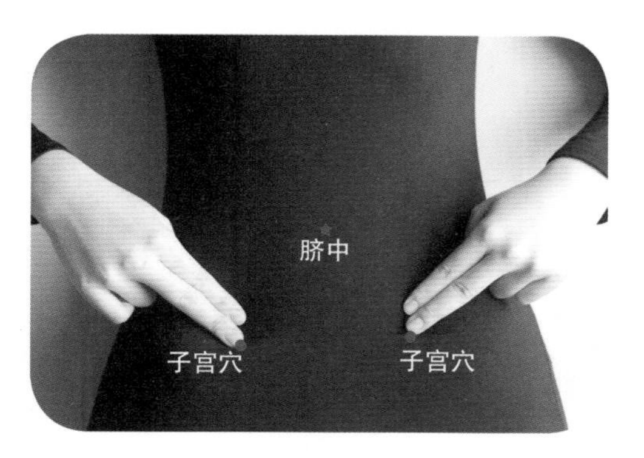

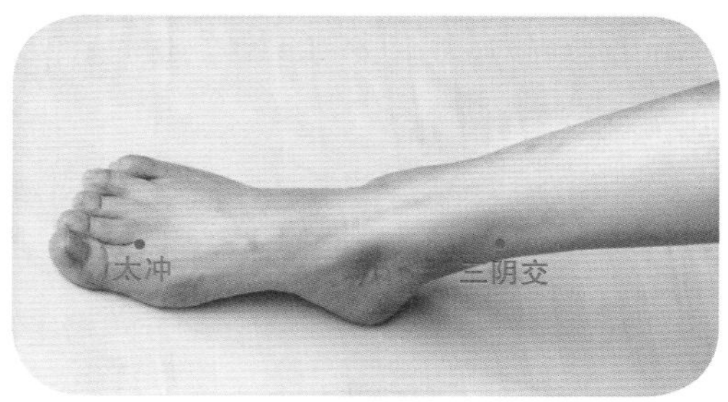

37 月经不调

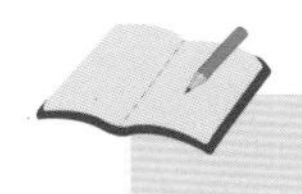

“小案例”——忽前忽后的“大姨妈”

韩女士是做文秘工作的，每次出门前都要梳妆打扮一番，同时也不能忘记带一样东西，那就是卫生巾，平时的女生都是在每个月的那么几天准备，然而韩女士却每天都要备着一包，因为她的“大姨妈”总是忽然提前、忽然错后，没有准确的时间。一次偶然的机会，韩女士去外地出差，大学同学带韩女士去当地的中医院看妇科医生，因为要赶第二天的飞机回去，没有办法留下来做系统治疗，大夫便传授给韩女士一套推拿手法。韩女士回去之后跟公司请了年假，每天在家里坚持健康饮食和规律的生活作息，并按照大夫的指导每天坚持做那套手法。1 个月后，韩女士不仅气色变好了，例假也规律了。

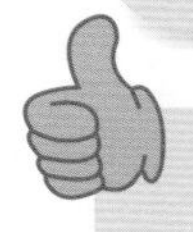

“小妙招”——推拿方法共学习

大家一起来学习一下韩女士的方法吧！

首先，平卧于床上，双目微闭，呼吸调匀，左手掌重叠于右手背上，将右手掌心轻轻放在下腹部，静卧 2 分钟。

团摩下腹：左手掌叠放在右手背上，将右手掌心放在下腹部，适当用力，分别按顺时针、逆时针做环形摩动 3 分钟，以皮肤发热为佳。

团摩脐周：左手掌叠放在右手背上，将右手掌心放在肚脐下，适当用力，按顺时针绕脐团摩腹部 3 分钟，至腹部发热为佳。

揉按关元穴：关元穴在肚脐下四横指宽度的位置。右手半握拳，拇指伸直，将拇指指腹放在关元穴，适当用力揉按 1 分钟。

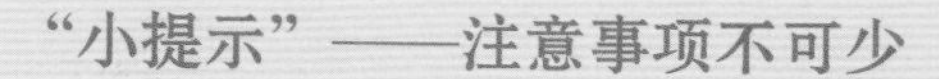

● 月经期间应停止按摩。注意经期卫生，忌房事、坐浴、游泳等。要保证充足的睡眠和保持精神愉快。

● 这个方法在平时也能使用，最好坚持下去，疗效显著。

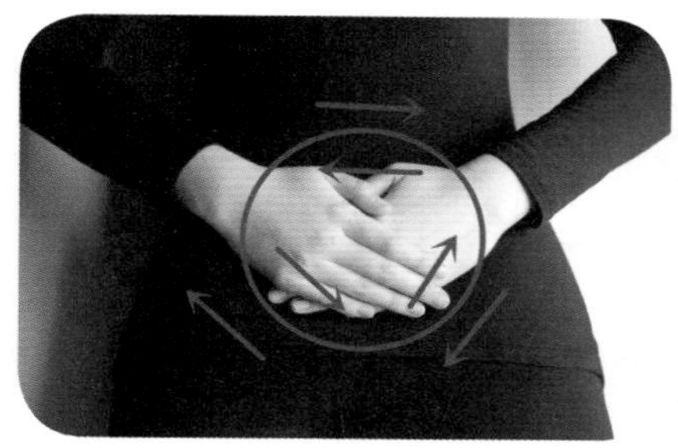

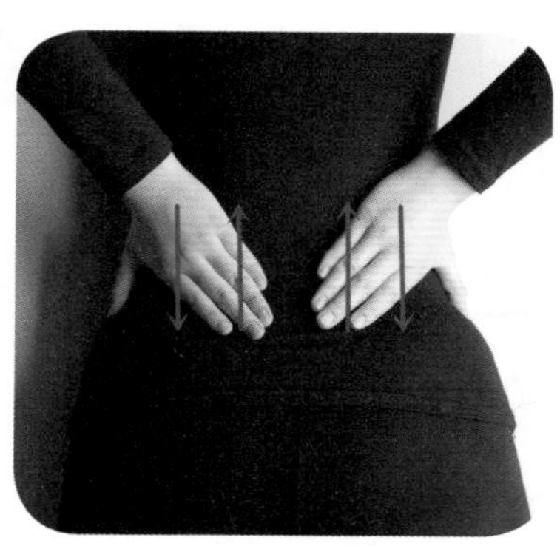

搓擦腰骶：将双手掌分别放在腰骶部两侧，自上而下用力搓擦腰骶部 1 分钟，以腰部发热为佳。

揉按肾俞穴：肾俞在腰部和肚脐同一水平线上，即第二腰椎棘突下，旁开 1.5 寸，即两横指的宽度。两手叉腰，将拇指按在同侧肾俞穴，其余四指附在腰部，适当用力揉按 1 分钟。

掌揉血海穴：屈膝，在大腿内侧，用手掌包裹住膝盖，指尖冲着自己，大拇指点按的地方即是血海穴。将双手掌心放在同侧血海穴上，适当用力揉按 1 分钟，双下肢交替进行。

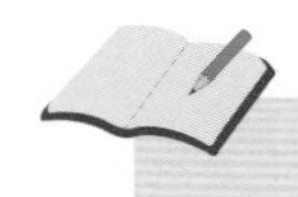

“小案例”——产后少乳的新婚妈妈

王小姐年初结婚，婚后小宝宝的到来令全家都兴奋不已，但是王小姐在产后12个小时后乳汁迟迟不分泌，不仅小宝宝饿得哇哇直哭，王小姐也很着急，跟着偷偷地抹眼泪。孩子也哭，大人也哭，乱成了一团，幸好月子中心有资历深的阿姨，阿姨先是在王小姐的乳房四周点按了几个穴位，又将乳房向内侧按揉，最后挤压了几次乳头。坚持治疗5天之后，王小姐的乳汁源源不断，小宝宝喝到了妈妈的乳汁，比之前睡得更香甜了。

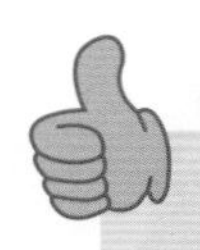

“小妙招”——揉奶千余转，其乳即如涌

一是先用拇指点按乳根（位于乳头直下，乳房根部）、膺窗（位于人体的胸部，乳头直上，当第3肋间隙）、膻中（两乳头连线中点）、天溪穴（位于乳头旁2寸，即两个大拇指的宽度），1～2分钟后，再用两手拇指、食指和中指向乳房中央推举以上穴位1～3次。二是两手掌部从乳房底部两侧相对用力，向乳头方向推揉3～5次。三是用左手托住乳房，右手食指、中指、无名指、小指从乳房底部顺着乳腺小叶方向，向乳头按揉，每侧按揉15～20分钟。四是横向和纵向按挤乳头3～5次。

“小提示”——轻轻揉揉最见好

● 柔和的乳房按摩不仅可促进血液循环，也有利于刺激排乳反射，乳头、乳晕、乳管是神经末梢丰富的部位，有触觉受体。通过刺激，将兴奋上传于大脑底部的垂体前叶和后叶，可引起催乳素的分泌，加强泌乳反射，从而增强乳汁的分泌。

● 妈妈们在初次分娩，没有乳汁的情况下，应注意休息，调节好心情，切忌过于急躁而引发其他疾病。为了小宝宝的健康成长，爸爸们也应该掌握小妙招，以促进妈妈们的乳汁分泌。

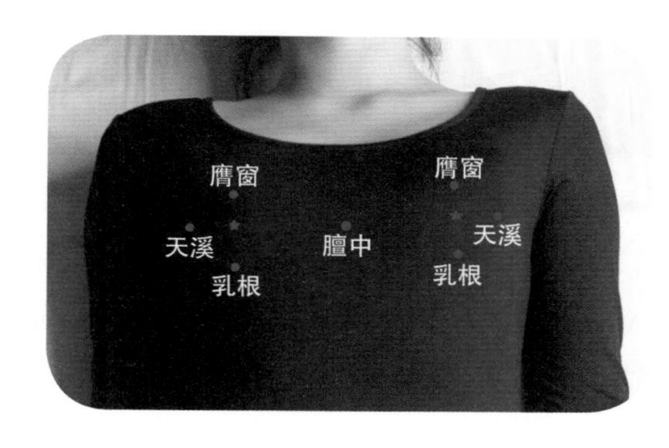

39 产后乳痛

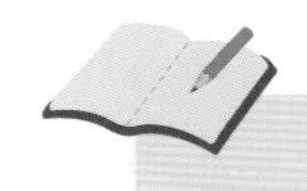

“小案例”——产后的第二次痛苦

阳阳自从怀了小宝宝后，辞掉了工作，决定等孩子出生后在家安心的照顾孩子和老公，孩子出生后的第 4 天，阳阳的乳房胀痛不已，还出现了硬结，在爱人的帮助下挤出来了一些奶水，但是仍然很疼。婆婆听说了这种情况带她来到医院，医生给阳阳的乳房四周进行了一系列的按摩，按摩结束后，阳阳的症状缓解了许多。婆婆学会该手法后又连续给阳阳按摩了几天，阳阳不仅乳房不疼了，也能顺利给小宝宝喂奶了。

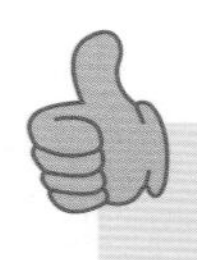

“小妙招”——通乳络、消肿痛

一是先以手掌或多指摩揉患乳四周，并针对硬结进行按揉。二是用拇指揉压乳根（乳房根部，乳头直下）、天溪（位于乳头旁 2 寸，即两个大拇指的宽度）、食窦（位于胸外侧部，天溪穴下，当第 5 肋间隙，距前正中线 6 寸）、屋翳（乳头直上四横指）、膺窗（位于人体的胸部，乳头直上，当第 3 肋间隙，即乳头直上两横指）等穴数分钟。三是用多指指腹由外周向乳头方向梳刮乳腺数次。四是用多指握拿胸大肌数遍。

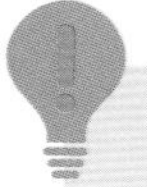

“小提示”——关爱健康不能少

● 产妇在发现乳房胀痛的同时，应立即停止喂养宝宝，测量体温，看是否有发烧的现象。如果发热应及时到医院就诊，检查白细胞，并请医生检查一下乳房是否有红肿、触痛，需及时确诊。

● 手法操作之前应清洁乳房并排空乳汁，手法应轻柔和缓，也可在皮肤涂少许按摩膏，以起到润滑作用。

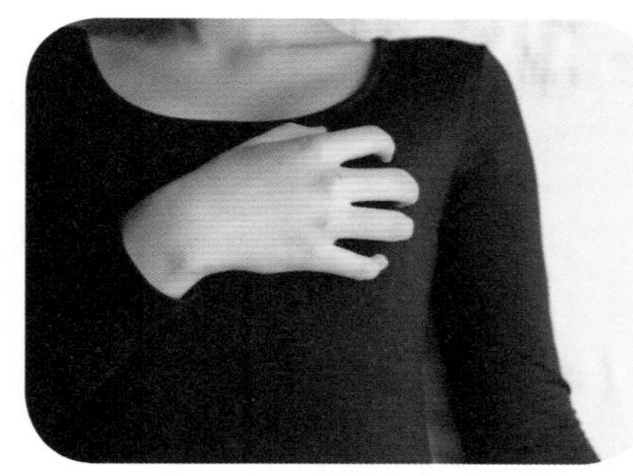

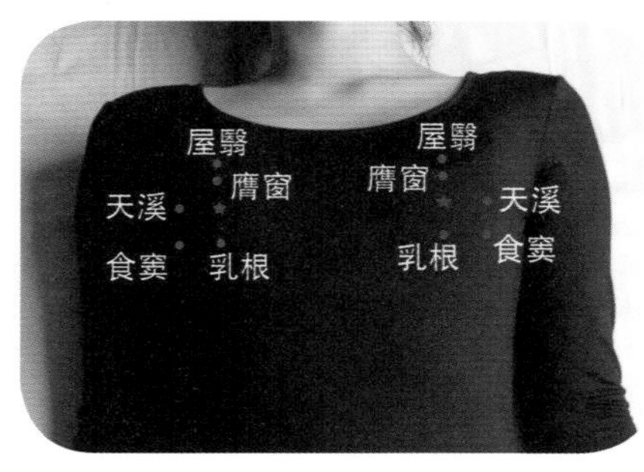

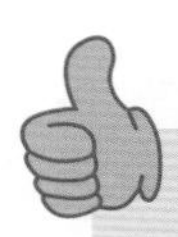

“小妙招”——轻轻拿捋身体好

一是平躺在床上，用左手拿捏右侧胸大肌，右手反之。二是点按云门（双手叉腰，在锁骨外侧下缘出现一个三角形的凹陷，其中心即是。此穴多用于治疗咳嗽，缓解气喘、胸痛等症状）、中府（位于云门下1寸，即一个大拇指的宽度）、膻中（位于胸部正中，两乳头连线的中点）、期门（在胸部，当乳头直下，第6肋间隙，前正中线旁开4寸），每穴2分钟。三是用右手食指、中指、无名指沿喉咙至肚脐轻轻捋3次后，再用双手指从胸前向外侧，沿肋骨捋3次。四是点按冲门（在腹股沟外侧，距耻骨联合上缘中点3.5寸，当髂外动脉搏动处的外侧）、血海（屈膝，在大腿内侧，用手掌包裹住膝盖，指尖冲着自己，大拇指点按的地方即是）、足三里（患者站位，弯腰，同侧手张开，虎口围住膝盖骨上外缘，余下四指向下，中指尖所指处即是）、三阴交（正坐屈膝成直角，除大拇指外其他四个手指并拢，横着放在足内踝尖上方，小腿中线与手指的交叉点即是）、太冲（以手指沿蹬趾、次趾夹缝向上移压，压至能感觉到动脉应手，即是此穴），每穴2分钟。

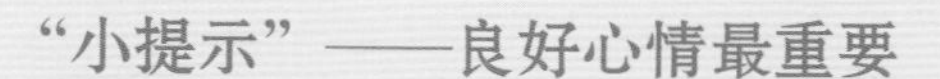

“小提示”——良好心情最重要

● 对于经前期紧张综合征，最好的治疗方法其实是保持心情的舒畅，避免平时因工作、学习、家庭等因素造成的坏情绪。女性朋友们在呵护自己的月经期时，要做到细心和开心，这样才能和“大姨妈”相处的温馨和谐。

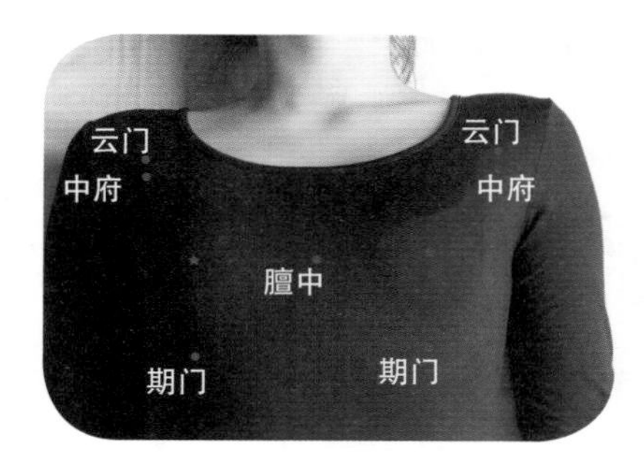

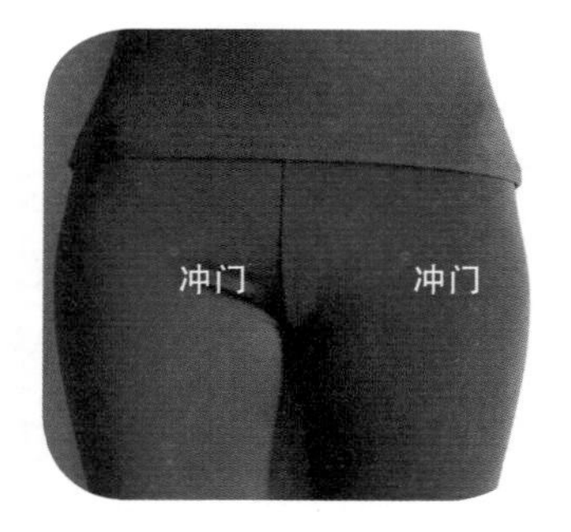

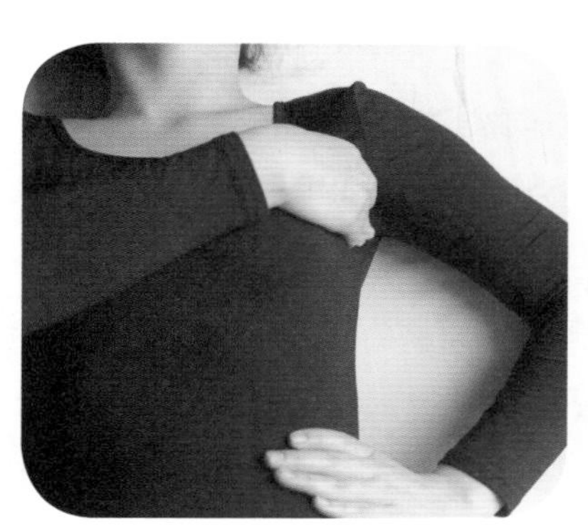

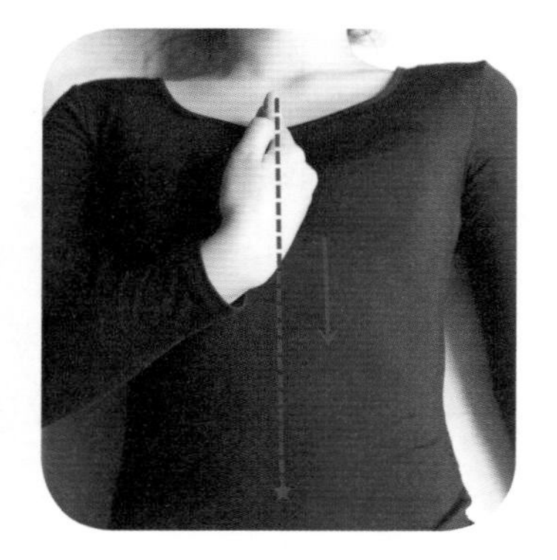

41 更年期综合征

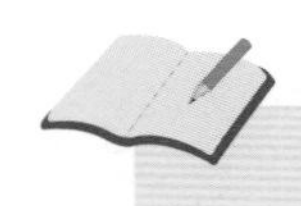

“小案例”——更年期的毕阿姨

绝经后，毕阿姨的情绪非常不稳定，总爱发火，不仅烦躁易怒，而且还伴有间歇性的失眠，全家人都替毕阿姨着急。于是就来到了省中医院推拿科，推拿科的王医师先是按了按毕阿姨的头，又是摩了摩她的肚子，然后又拿了拿大腿内侧，最后擦了擦脚底的穴位，连续治疗了 2 个星期后，毕阿姨不舒服的症状都消失了，心情也好了许多。

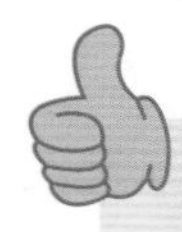

“小妙招”——手法出招疗效好

一是平躺后，用拇指尖掐按百会穴（两耳尖与头正中线相交处，按压有凹陷处）2 分钟；再将两手拇指置于前额正中处，自内向外抹至太阳穴（位于头部侧面，眉梢和外眼角中间向后一横指凹陷处），重复进行 2 分钟；最后用两手小鱼际从太阳穴向下擦至颊部，再向上擦至太阳穴，反复进行 2 分钟。二是取仰卧位，用手掌以顺时针、逆时针方向按摩小腹各 50 次。三是用手掌自喉咙根部中央（天突穴），沿两乳中间向下推至脐部，反复数次，以热为度。四是取仰卧位，两下肢自然分开，用拇指与其余四指对合用力，从大腿内侧向下捏拿至内踝，往返来回 3 分钟。五是用掌擦胁肋部 3 分钟；再用手掌尺侧面擦两足底涌泉穴（位于足底部，蜷足时足前部凹陷处，相当于第 2、3 个脚趾与脚后跟连线的前 1/3 与后 2/3 交点上）3 分钟。

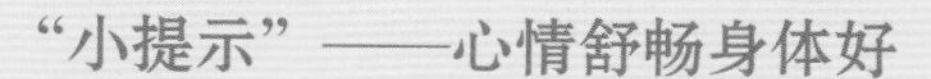

● 更年期综合征是每位妇女都要经历的生理功能紊乱期，应以客观、积极的态度对待，消除忧虑。

● 也可以配合针灸和中药治疗，以提高疗效，注意饮食调理和适当的锻炼。

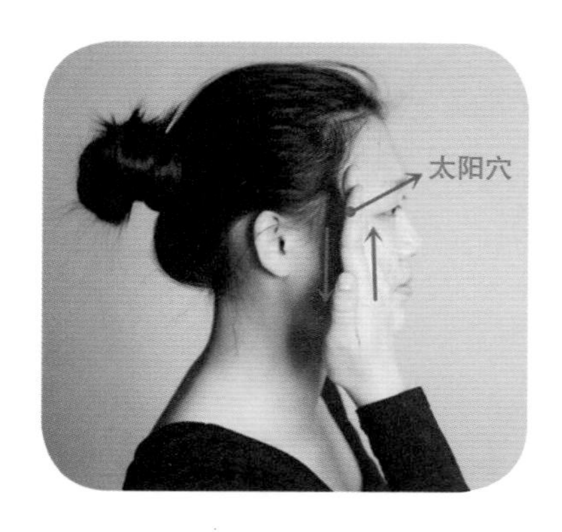

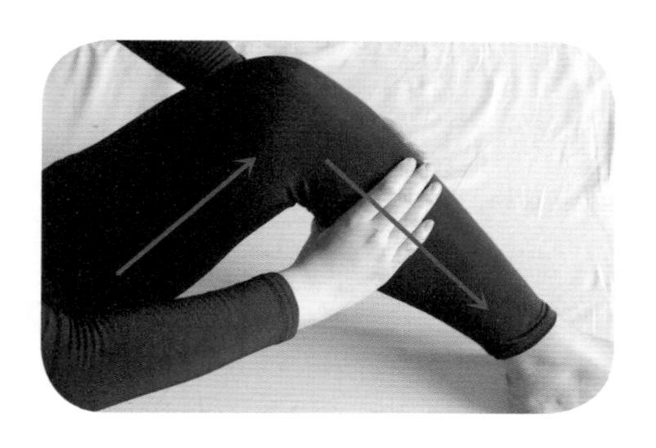

42 小儿发热

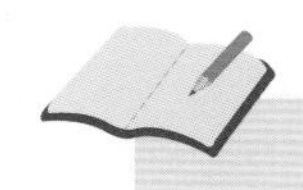

“小案例”——热乎乎的大宝

老张今年喜得贵子，在大宝的满月酒上，老张带着大宝到亲朋好友面前亮相，可能是天气太冷，大宝回家之后便开始发热，而且流出了清鼻涕。碰巧的是，老张刚从省中医院小儿推拿科进修回来，便立即给大宝使用了小儿推拿的方法。他先是推了推大宝的额头，又推了眉心，揉了揉眉尾处的一个点，又推了推大宝的前臂，手法结束后，大宝的小脸没有那么红了，体温也降下来了。第二天老张又给大宝做了推拿，大宝的体温一直没有升高，小脸也不像昨天那么热乎乎的了。

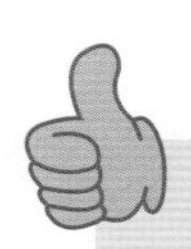

“小妙招”——四步降温法

开天门：两拇指自眉心交替推至前发际 30 ~ 50 次。

推坎宫：两拇指自眉心沿眉梢两侧分推 30 ~ 50 次。

揉太阳：两拇指揉太阳穴（位于头部侧面，眉梢和外眼角中间向后一横指的凹陷处）。

清天河水：由腕横纹推向肘横纹 100 ~ 500 次。

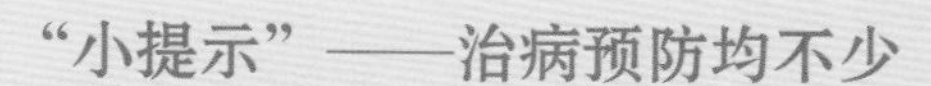

“小提示”——治病预防均不少

● 宝宝们发热后，首先要判断是什么原因引起的发热，虽然小妙招的“四步降温法”效果显著，但是针对不同程度的发热，治疗效果亦不同，要及早去医院诊断和治疗。

● 为了加强退热的作用，在推拿时可以用凉水、酒精等作为辅助的介质。

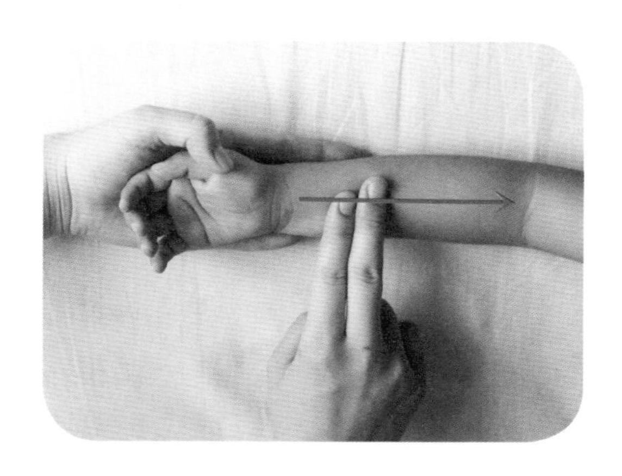

43 小儿咳嗽

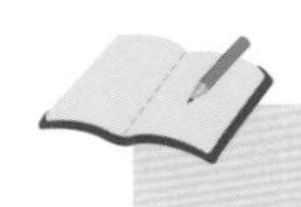

“小案例”——咳嗽的小明

小明每次去幼儿园都会被传染上感冒，每次咳嗽时，妈妈都给小明煮川贝粉冰糖炖梨喝，一般两天就好，非常见效。上个星期开始，小明又有点咳嗽了，开始不严重，就是早上起来咳几声，白天一般没事。后来吃了两次川贝粉冰糖炖梨，也没啥效果，反而晚上睡觉时也开始咳了，并有越演越烈的趋势。前几天晚上居然睡着了还咳个不停，去医院检查后一切指标都正常，可就是咳嗽止不住，妈妈很着急，于是带小明回老家。小明的爷爷是老中医，喜欢孙子喜欢的不得了，爷爷先是在小明的无名指推了几下，又在虎口处推了几下，最后又把小明放成趴着的姿势，双手顺着肩胛骨下面的地方从上往下似乎在写一个“儿”字，最后按了按后背。爷爷给小明治疗了 1 周后，小明的咳声渐渐地消失了。

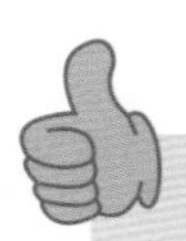

“小妙招”——使用妙招治病好

清肺经：于无名指末节罗纹面向指根方向直推为清。

泻大肠经：从虎口推到食指侧线。

分推肩胛骨：用双手拇指沿小儿的双肩胛骨骨缝从上向下作弯月形分推，可推 100 ～ 300 遍。

点按肺俞：位于肩胛骨内侧缘中点。

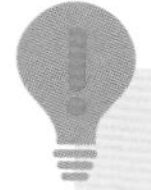

“小提示”——治病预防均不少

● 因小儿的骨骼器官未发育完全，故小儿的肺俞穴与成人的肺俞穴位置不同，妈妈们可以按小妙招的图示位置进行操作。

● 初次使用这个手法，妈妈们可能会心疼，因为孩子的哭闹和不适应会让妈妈们立即停手，初次使用时，妈妈们可以用很小的力量，等宝宝适应了之后，再渐渐增加力量。

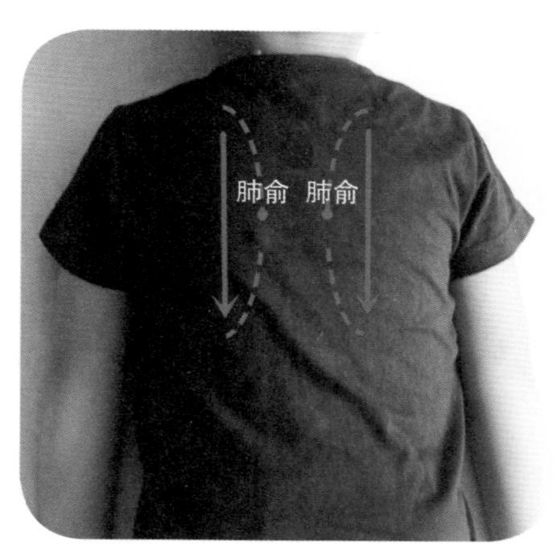

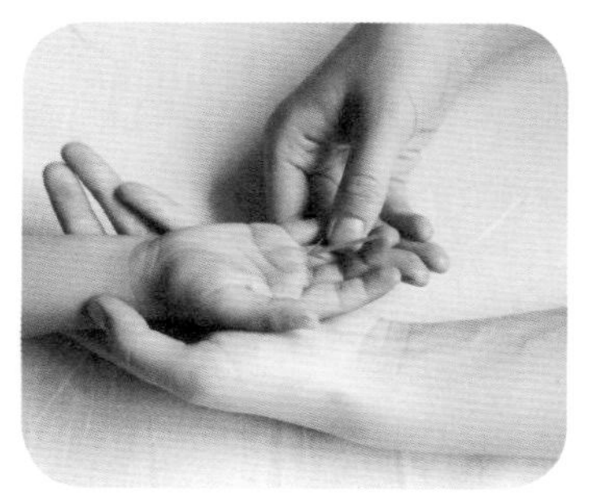

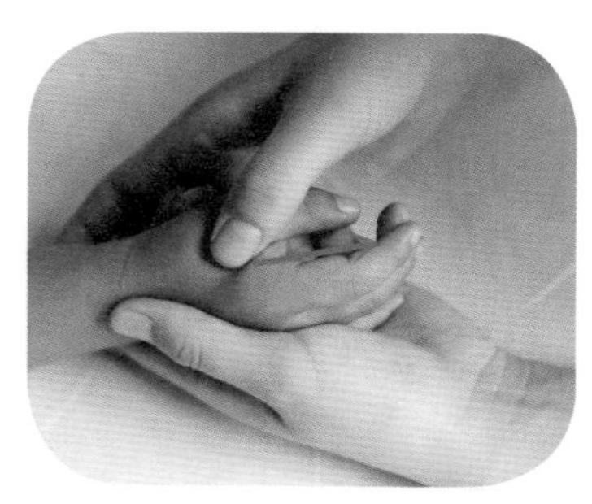

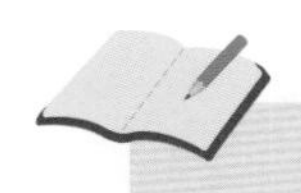

“小案例”——睡眠不好的小乐乐

乐乐流鼻涕一个星期了，于是乐乐姥姥便带他去儿童医院打针治疗，虽然鼻涕不流了，胃口和精神都不错，但睡觉时仍会鼻塞，经常睡一阵就会因为鼻塞醒过来，翻来翻去，哭着爬起来要人抱着哄睡。小乐乐睡下不久就呼哧呼哧地喘粗气，很不舒服的样子，真是让人心疼。姥姥听说总去儿童医院打针对小孩身体不好，便带乐乐去省中医院的儿科，大夫是做儿科推拿的，给小乐乐捏了捏后背，又推了推小乐乐的腿，最后又揉了揉肚子，小乐乐开始哭得很厉害，渐渐地睡着了，也没有喘粗气了。连续治疗了 2 周之后，乐乐的鼻塞症状彻底消失了。

“小妙招”——使用妙招治病好

一是捏脊：主要是用双手拇指指腹和食指中节靠拇指的侧面在宝宝背部皮肤表面循序捏拿捻动，三捏一提为一次，捏 3 次。二是点按足三里（患者站位，弯腰，同侧手张开，虎口围住膝盖骨上外缘，余下四指向下，中指尖所指处即是）3 分钟，再点按涌泉（相当于第 2、3 脚趾缝纹头端与脚后跟连线的前 1/3 与后 2/3 交点处）3 分钟，最后揉肚脐 3 分钟。

"小提示"——手法轻柔最见好

● 如果宝宝鼻涕很多、颜色澄清，或干结后鼻屎堵住鼻孔，宝宝只能不停地用嘴呼吸，这时需要考虑可能是伤风感冒了，应该及时去就诊。如果流出的鼻涕有臭味、带血丝，鼻子肿胀，有可能是鼻子内有异物。新生儿如鼻塞时间长，用过一些办法无效，可以请耳鼻喉科医师诊断。

● 宝宝的肚脐这个部位太重要了，在没出生之前是获得营养的唯一渠道。小儿应注意保养肚脐，不要受风受湿受凉，不要让宝宝随便揉或抠肚脐。建议家长做个肚兜保护小儿的肚脐，还可以在肚兜里放些保健中药。

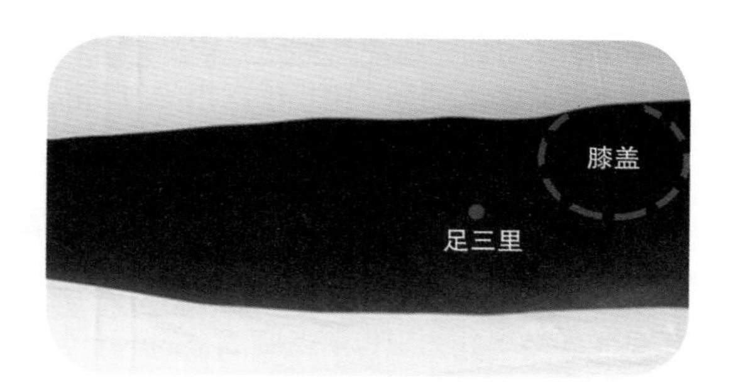

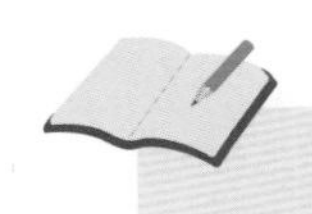

“小案例”——睡眠不好的小旭

小旭今年刚上小学，到了春天，班级里特别多的孩子都感冒了，有的则咳嗽发烧好几天。小旭虽然没有感冒，但是偶尔会咳嗽，最近妈妈发现小旭咳嗽的时候经常喘不过来气，有时候还喘的直耸肩，憋得小脸苍白苍白的，不过一会儿自己就好了。但是最近小旭的症状却一天比一天严重，妈妈急坏了，于是带小旭去儿童医院，医生说是哮喘，打了几天针，症状好了许多，但是偶尔还会犯病。妈妈听同事的劝告去了中医院，医生给小旭做了 1 周的推拿，小旭现在不仅不咳嗽了，哮喘的症状也不再犯了。

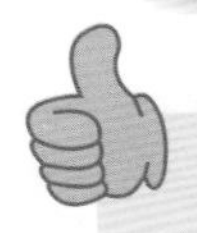

“小妙招”——推按套路疗效好

①擦膻中（两乳头连线中点），擦肺俞（第三胸椎棘突下旁开 1.5 寸）。②指端揉定喘（第七颈椎棘突下为大椎穴，大椎穴旁开 0.5 寸即是）2 分钟。③补脾经（由拇指桡侧指端到指根）推 300 ～ 500 次。④清肺经（由指根向指尖方向推无名指末节罗纹面）推 300 次。⑤揉掌小横纹（手掌面小指根下尺侧掌纹头）200 ～ 500 次。⑥运内八卦 100 ～ 300 次：内八卦是指手掌面以掌心内劳宫（单手握拳，中指尖所指的位置）为圆心，内劳宫到中指根中外 1/3 交界处为半径所做圆周上的八个点，从小鱼际起按顺时针依次排，用拇指端运。⑦捏脊：主要是用双手拇指指腹和食指中节靠拇指的侧面，在宝宝背部皮肤表面循序捏拿捻动，由下向上从后背正中线的大椎至龟尾成一直线，三捏一提为一

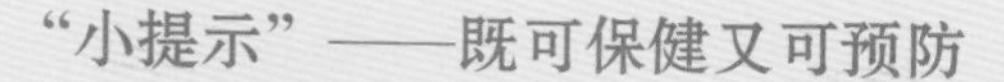

“小提示”——既可保健又可预防

● 患儿要注意保暖，防止感冒，并增强身体抵抗力。避免接触有刺激性的气体、灰尘等过敏原。饮食宜清淡，忌肥甘厚味。

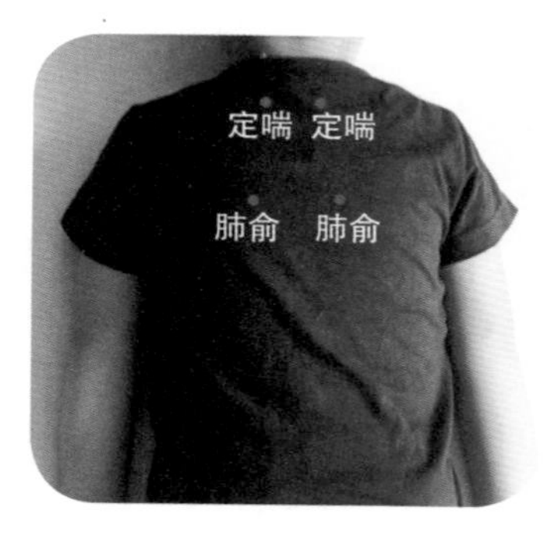

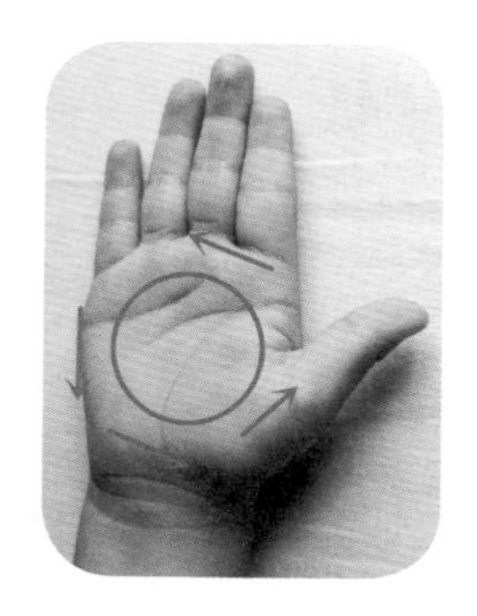

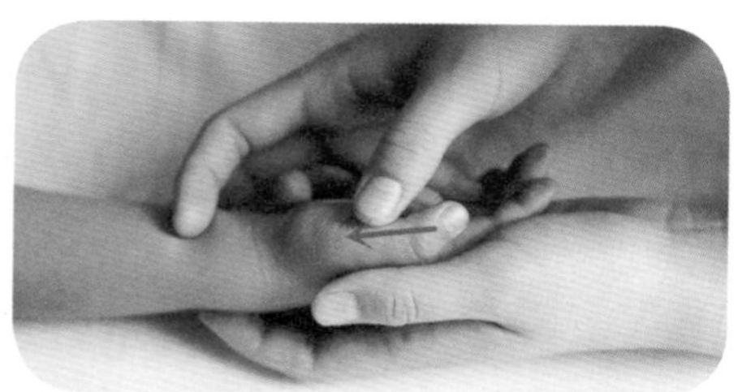

遍，捏 10 遍。⑧用拇指或中指端着力揉丰隆（五个手指并拢，大拇指前端横贴在腓骨小头下方，即膝盖外侧突出的骨头，压一压小指指尖碰到的部位，感觉有点沉重的地方就是丰隆穴）2 分钟。

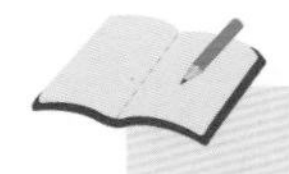

“小案例”——干咳的花花

张先生带着大肚子的太太回乡下老家过年，预产期快要到了，女儿花花就在乡下奶奶家出生了，孩子还太小，就在奶奶家住一阵子。有一天，奶奶回家发现花花低烧、咳嗽、流鼻涕、打喷嚏，还以为花花是感冒了，就给花花喂了些热水。第二天花花就开始发热并咳嗽，白天像没事儿人一样，一到晚上就开始加重，奶奶急得不行，便带花花去找村里的大夫看病，大夫说花花得了百日咳，可能是传染的，大夫给花花开了药，又嘱咐奶奶每天带花花来做推拿，1 个月之后花花症状缓解了，病也完全好了。

“小妙招”——点按穴位最相宜

患儿仰卧，家长以食指、中指相叠，按揉患儿天突穴（位于颈部，当前正中线上，两锁骨中间，胸骨上窝中央）1 分钟。

患儿仰卧，家长以食指、中指、拇指挤捏膻中穴（双乳头连线中点）处的肌肉，反复操作，以局部发红为止。

清肺经：用无名指末节指腹由指根向指尖方向推动 300 次。

清天河水：由腕横纹推向肘横纹 100 次。

退六腑：自腕纹尺侧推向肘关节 200 次。

按揉肺俞（第三胸椎棘突下旁开 1.5 寸）20 次，掐揉丰隆穴（五个手指并拢，大拇指前端横贴在腓骨小头下方，即膝盖外侧突出的骨头，压一压小指指尖碰到的部位，感觉有点沉重的地方就是丰隆穴）10 次。

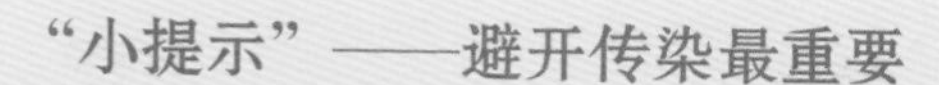

● 百日咳是一种急性呼吸道传染病，应早期诊断，早期隔离，以防止本病扩散。

● 加强预防，应及时为儿童注射百日咳菌苗。平时避免与百日咳患儿接触，在本病流行季节时，尽量少带儿童去公共场所。

● 生活环境要安静，注意对患儿精神情绪的护理，保持小儿心情舒畅，每天应进行一定时间的户外活动。

● 注意营养，要少吃多餐，阵咳后再进行喂哺，以免影响营养供应。

● 幼小婴儿痉咳时容易导致窒息，应该加强守护，随时进行人工呼吸、给氧等急救。

● 发现肺炎等并发症时应及时治疗，以免延误病情。

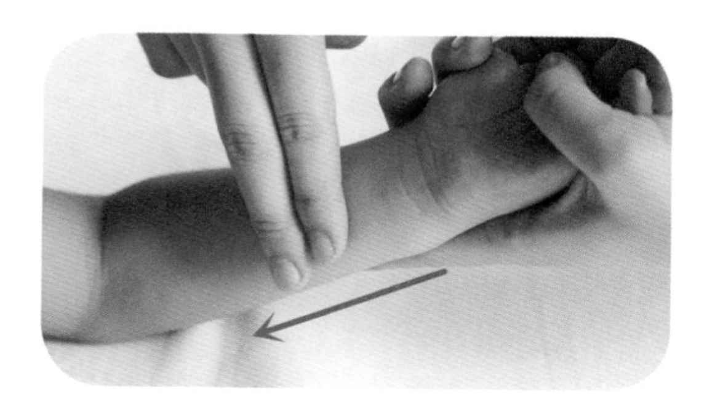

47 小儿遗尿

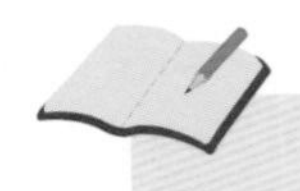

“小案例”——害羞的小欣欣

欣欣今年 5 岁了，由退休的姥姥每天送她去幼儿园，今天放学后，欣欣姥姥被老师留下谈话，因为欣欣这几天每次睡午觉的时候都尿床，可能是上次下雨天在外面玩水着凉了。姥姥以前是老中医，知道了欣欣的“羞”事，每天给欣欣进行推拿，先是揉揉小肚子，又是推推后背，最后点了几个穴位，坚持了 2 周之后，欣欣午睡再也不尿床了。

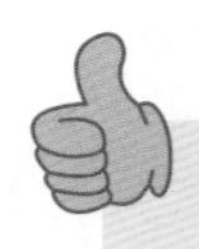

“小妙招”——肚子和后背，再加上穴位

（1）患儿仰卧，家长用掌心逆时针按揉小腹部的气海穴（肚脐下两横指）、关元穴（肚脐下四横指，前正中线上）5 分钟，然后，用拇指点揉中极穴（肚脐下五横指）1 分钟。

（2）家长用一手固定患儿，用另一手小鱼际自下向上推七节骨（第四腰椎至尾椎骨末端成一直线），推 100 ~ 300 次，至局部有温热感为宜。

（3）按揉三阴交穴（正坐屈膝成直角，除大拇指外其他四个手指并拢，横着放在足内踝尖上方，小腿中线与手指的交叉点即是）1 分钟。

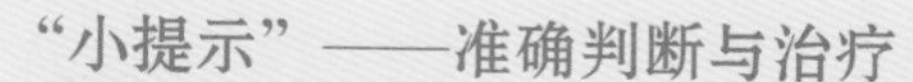

● 推拿治疗遗尿有较好的效果，但必须辨证准确。3 岁以下儿童，由于脑髓未充，或正常的排尿习惯尚未养成而尿床者，不属病理现象。个别儿童因贪睡，或懒卧不起而致尿床，只需定时唤醒排尿即可，不需治疗。若因膀胱、尿道及附近器官炎症，包茎，蛲虫病，脊髓炎，大脑发育不全，隐性脊柱裂等引起的遗尿，需积极治疗原发病。

● 注意饮食，注意劳逸结合，注意心理疏导。

● 按摩每天进行一次，连续按摩 5 ～ 10 次后，如已不遗尿，还应再按摩数次以巩固疗效。

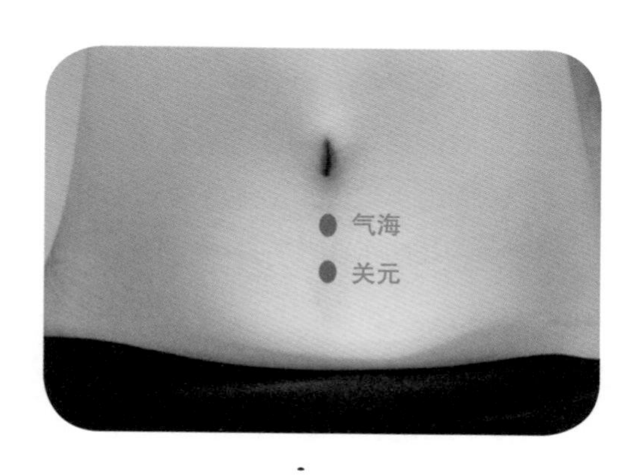

48 小儿腹泻

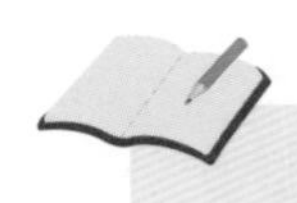

“小案例”——拉肚子的小宝贝

李老师的女儿 13 个月时，有一次拉肚子，整整一星期都不好。而且经常吃完饭后就开始拉肚子，每天好几次，每次都像水一样。李老师赶紧抱孩子上医院，医院的人特别的多，挂号、看病、开单子、化验、吃药、输液，折腾了好几天。眼看孩子一天天瘦下去，小脸蜡黄蜡黄的，仍不见好，把李老师急死了。后来听邻居说中医学院有个老大夫治小儿腹泻特别好，于是李老师抱着孩子去了。老大夫接过哭闹的孩子，轻轻地在肚子上抚摸几下，然后用手指揉揉孩子的肚脐，最后推推孩子的后背，孩子立刻安静了。又做了 3 次推拿治疗之后，小孩子的大便基本正常了。

“小妙招”——手法简便易操作

摩腹、揉脐、揉龟尾、推上七节骨是小儿推拿中治疗婴幼儿腹泻常用的方法，其基本手法如下。

摩腹、揉脐：即用一手掌在患儿腹部以肚脐为中心轻柔地打圈进行摩或揉，范围由小到大，至整个腹部。

揉龟尾（即尾巴根）：龟尾位于背部尾骨端，用中指在龟尾穴处按揉，力度同揉脐。

推上七节骨（七节骨即背部脊柱尾端的七节，从龟尾向上数七节即是）：用食中二指从龟尾穴沿七节骨向上推擦，动作宜轻快。

“小提示”——手法轻柔最见好

● 聪明的家长朋友们在小宝宝们腹泻时按照上述操作，不用打针，不用吃药，用双手就可以呵护您宝宝的健康。

● 家长朋友们在给您的小宝贝做推擦手法之前，最好在局部涂抹介质，如润滑油、爽身粉等，以免擦破小宝贝们的幼嫩皮肤。

● 为了防止我们的小宝贝哭闹，手法要柔和适宜，先慢后快，先轻后重，尽量着力均匀，多次操作后，小宝贝们一定会爱上这种舒服的“治疗”。

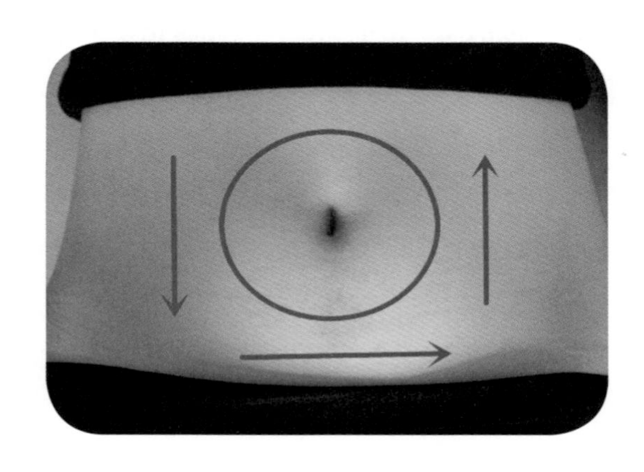

49 小儿腹痛

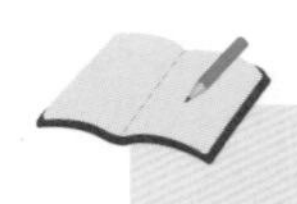

“小案例”——肚子疼的小宝宝

燕姐是中医院推拿科的大夫，她的宝宝今年 1 岁半了，连续几天下午总是哇哇大哭，既不吃东西也不睡觉。燕姐的同事王医生是搞小儿推拿的，她便带宝宝去同事那里看看是怎么回事，王医生诊断小宝宝是肚子疼，先是推了推宝宝的小手，又是揉了揉肚子，后来宝宝不哭了，还安安静静地睡着了。燕姐回去又试了几天，宝宝又像以前一样能吃能睡了。

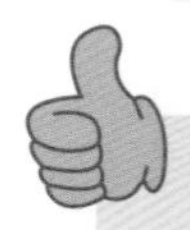

“小妙招”——手法简便易操作

推脾经：从指尖向指根方向直推患儿拇指 100 次。

掐揉一窝风：用一只手食指与拇指相对，分别夹住孩子的指背与指腹，一边捻揉一边扯动，可按照食指、中指、无名指、小指和大指的顺序依次施术 200 次。

运内八卦：内八卦是指手掌面以掌心内劳宫为圆心，内劳宫（单手握拳，中指尖所指的位置）到中指根中外 1/3 交界处为半径所做圆周上的八个点。从小鱼际起按顺时针依次排，用拇指端运 100 ~ 300 次。

拿肚角：肚角在脐下 2 寸（石门）旁开 2 寸大筋。用拇、食、中三指拿 3 ~ 5 次。

分推腹阴阳：沿肋弓角边缘或自中脘至脐，向两旁分推 5 ~ 6 次。

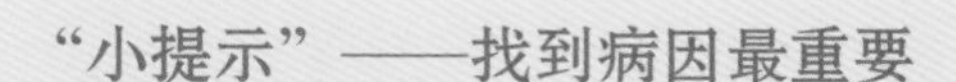

“小提示”——找到病因最重要

● 由于宝宝年龄小，腹痛发作时多不能准确地表达，只会哇哇大哭，或见两下肢蜷曲，或手按腹部，表现出一副痛苦不堪的样子，不少家长见到此种突如其来的状况，因“爱子心切”会盲目地采取热敷，或按摩患儿腹部，或服用止痛药的办法来帮助患儿止痛。其实，孩子腹痛首先应积极寻找原因，盲目地按摩或热敷腹部非但不能起到止痛作用，甚至会加重病变而造成严重的后果。

● 凡是小儿腹痛出现以下情况者应引起高度的重视，立即送患儿去医院做进一步检查和治疗：腹痛剧烈但又找不出原因者；腹痛的同时伴有发热者；腹痛后出现果酱样大便、柏油样大便或鲜红血便者；腹痛时触摸腹部有腹肌紧张、反跳痛或腹部摸到肿块者。

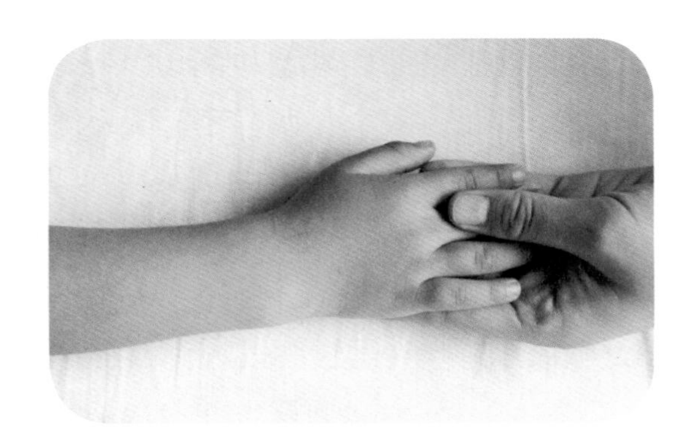

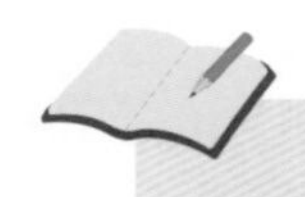

“小案例”——不爱吃饭的佳佳

佳佳今年 5 岁了，马上要去幼儿园了，可是佳佳妈妈又有点担心，怕佳佳在幼儿园不好好吃饭。佳佳从小吃饭就很费劲，需要全家人一起出动，又哄又骗的，佳佳才会吃几口。随着年龄的增长，佳佳越加不爱吃饭了，个子也比同龄孩子小。开学前，佳佳妈妈听说中医治疗不爱吃饭的效果很好，于是便带佳佳去省中医院看大夫，大夫说佳佳这是厌食症，可以做推拿来调整。妈妈每天带佳佳去医院做推拿，1 个月之后，佳佳竟然自己嚷嚷着饿了，要吃饭。后来佳佳妈妈自己也学会了这套手法，现在每天都给佳佳做推拿，佳佳的食欲大大地增进了，个子也长高了。

“小妙招”——后背手法来调整

①捏脊主要是用双手拇指指腹和食指中节靠拇指的侧面，在宝宝背部皮肤表面循序捏拿捻动，三捏一提为一遍，捏 3 遍，可稍用力向上提 3 次，分推上背部。②摩腹：手心贴脐中，左右来回按摩腹部约 10 分钟。③按揉脾俞：两手指分别按在脾俞穴上（背部第 11 胸椎棘突下旁开 1.5 寸处），用指端点按，一按一松，连按 21 次；再用两手指指腹按揉脾俞穴 3 分钟。

“小提示”——合理饮食加按摩

● 小宝宝们厌食多因父母片面强调营养，或过多给予肥甘厚味，或肆意投其所好，任其过食生冷，或进食间隔时间长短不定，饥饱无度，引起脾胃功能失调所致。

● 推拿能增强脾胃功能，促进消化功能，从而对预防厌食有效。在给宝宝坚持合理饮食的同时，采用按摩方法，有很好的开胃进食效果。

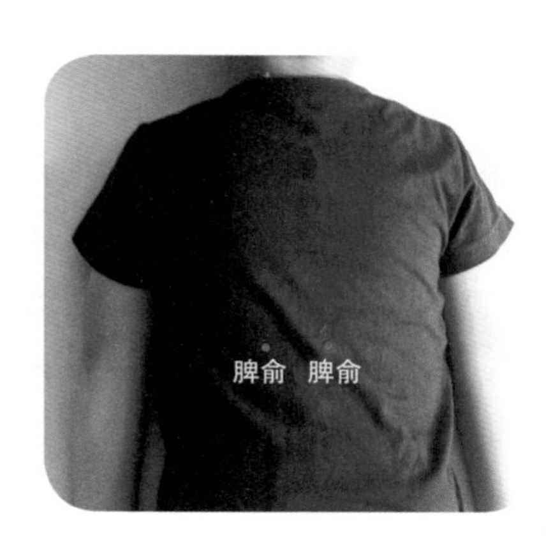

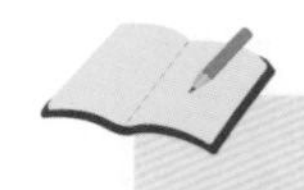

“小案例”——宝宝不能拉“臭臭”

美美现在已经2岁多了，平时大便每天一次，美美妈妈最近发现美美连续两天没有大便了，每次上厕所都排不下来，美美妈妈怀疑美美可能是便秘了。美美妈妈听说按摩腹部可以促进肠蠕动，改善便秘的症状，于是特意去医院咨询了大夫，学习了一套推拿的手法，每天给美美摩腹、点按后背的穴位，还上网找了一些适合美美吃的食物，10天之后，美美的排便规律了，每天在固定的时候找妈妈拉“臭臭”。

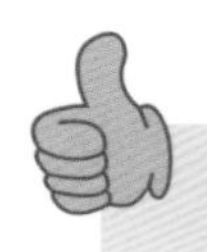

“小妙招”——手法复杂疗效好

①患儿取仰卧位，用掌或四指轻贴腹部，缓缓地以顺时针摩腹5分钟。②患儿取俯卧位，推下七节骨100次，从第四腰椎至尾骨端成一直线，操作时，由上往下，擦至皮肤发红为度。③揉龟尾（尾骨尖下缘）2～3分钟。④按揉膊阳池（手背腕横纹正中上3寸处）100次。⑤清大肠200次，大肠穴位于食指桡侧缘，操作时由虎口推向指尖。⑥按揉足三里（患者站位，弯腰，同侧手张开，虎口围住膝盖骨上外缘，余下四指向下，中指尖所指处即是）1分钟。

“小提示”——幼儿辅食多注意

● 小儿由于饮食不当，或过食辛辣、香燥、炙烤之品，或食物过于精细，也可因先天不足，造成大便秘结。由于排便困难，部分小儿可发生食欲不振、睡眠不安，或可由于排便时用力太过，引起肛裂或痔疮。

● 家长应给便秘的宝宝每天进行定时排便的训练，增加活动，合理膳食结构，应多食粗纤维食品和杂粮、蔬菜。再配合推拿手法，治疗便秘的效果非常好。

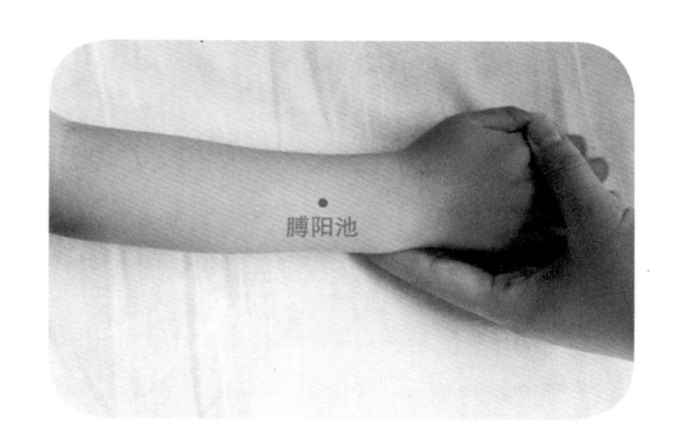

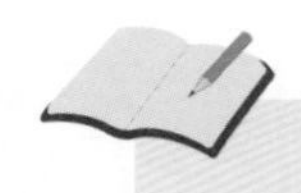

“小案例”——呕吐的小宝贝

洋洋今年年初去幼儿园上学，第一次和小朋友们吃完中午饭，竟然全吐了出来，老师以为洋洋是没有习惯陌生的环境，也没有在意，连续一周了，洋洋吃饭都是这样，不是饭前干呕就是饭后呕吐。老师便给洋洋的妈妈打电话建议带到医院去看一看，妈妈带洋洋去医院的时候，医生说是因为消化不良引起的，做几次推拿就好了，也不需要每天来医院治疗，回家自己也可以给孩子按摩。医生先是教洋洋妈妈点穴，再推推肚子，摩摩腹，最后点两个穴位。妈妈每天晚上都给洋洋做推拿，中午也做一些易消化的食物给洋洋带到幼儿园吃，1 周之后，老师说洋洋再也没有出现之前呕吐的症状了。

“小妙招”——穴位应用最为上

①患儿仰卧位，家长以拇指直推膻中穴（位于胸部正中，两乳头连线的中点）2 分钟。②家长用两拇指，自中脘至脐向两旁分推 50 次。③以顺、逆时针摩腹，各 2 分钟。④以拇指端按揉足三里（患者站位，弯腰，同侧手张开，虎口围住膝盖骨上外缘，余下四指向下，中指尖所指处即是）、内关穴（手掌朝上，当握拳或手掌上抬时就能看到手腕中间有两条筋，内关穴就在这两条筋中间，即腕横纹上两个手指处），各约 1 分钟。

“小提示”——注意喂养要得当

● 推拿治疗呕吐的疗效明显，可每日推拿一次，或一日数次，常能很快改善症状。但对引起呕吐的原发病也应积极加以治疗。

● 呕吐时，家长要立即将小儿的头侧向一边，以免呕吐物呛入气管而引起吸入性肺炎。患儿呕吐时不要喂奶、喂药，也不要随意搬动。

● 注意饮食调节，平时喂食要定时定量，多服各种维生素、蛋白质，少进脂肪，断乳前后要逐渐增加辅食。

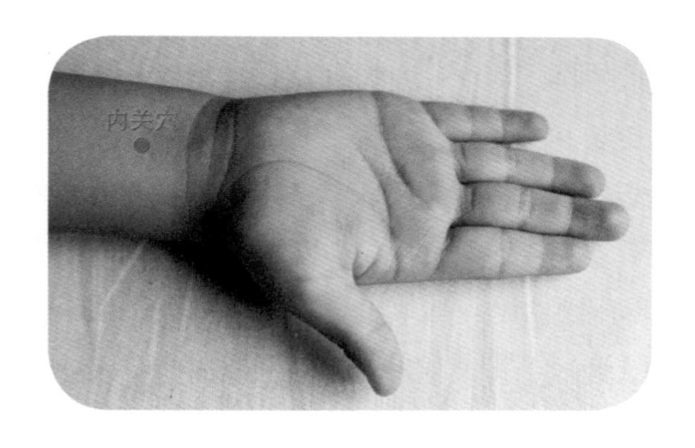

53 小儿疳积

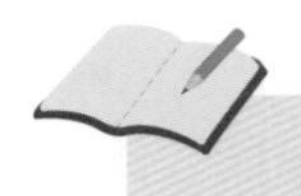

“小案例”——弱不禁风的冉冉

冉冉今年3岁了，别人家的小宝宝都长得特别快，但是冉冉看上去总是面黄肌瘦的，每天都很烦躁、爱哭，东西吃多了就会吐出来，有时候还肚子疼。爸爸妈妈周末的时候带冉冉去看医生，医生说冉冉这是疳积，推荐去中医院做小儿推拿。于是爸爸妈妈带着冉冉去小儿推拿的医生那里治疗，医生在冉冉的小手上推推按按，爸爸妈妈半信半疑，治疗了1周后，冉冉的食欲比以前好了很多。于是又坚持了1个月，冉冉的症状都消失了，小脸也渐渐的胖了起来。

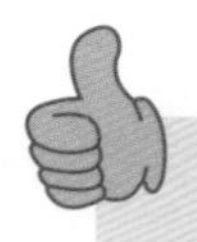

“小妙招”——操作套路在手上

推脾经穴：将小儿平躺在床上，按摩者以一手握住小儿的手，使其掌心向上，另一手拇指自小儿拇指桡侧面指尖向指根方向直推，反复100次。

揉推板门穴：按摩者用一手拇指指端在小儿大鱼际中点揉板门穴（手掌大鱼际平面中心），然后再以拇指桡侧自小儿拇指指根大鱼际向腕横纹处直推100次。

分推大肠穴：按摩者一手托住小儿的手，使其手掌侧放，用另一只手的拇指桡侧面或指腹，自小儿虎口沿桡侧缘直推至食指尖，反复推拿100次。

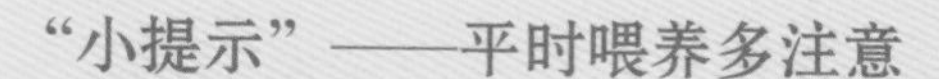

“小提示”——平时喂养多注意

● 推拿治疗小儿疳积（营养不良）通常每日 1 次，7 天为 1 个疗程。手法一定要轻柔，且要保持推拿者双手的洁净，因为宝宝的皮肤是非常稚嫩和脆弱的，很容易感染。夏天的时候，可以在宝宝皮肤上涂一些爽身粉，然后再按摩，效果会更好。当被按摩的部位出现皮疹、破损或者红肿发炎时，应停止按摩。

● 在小儿喂养方面，应注意遵循先稀后干，先素后荤，先少后多，先软后硬的原则。注意营养搭配。

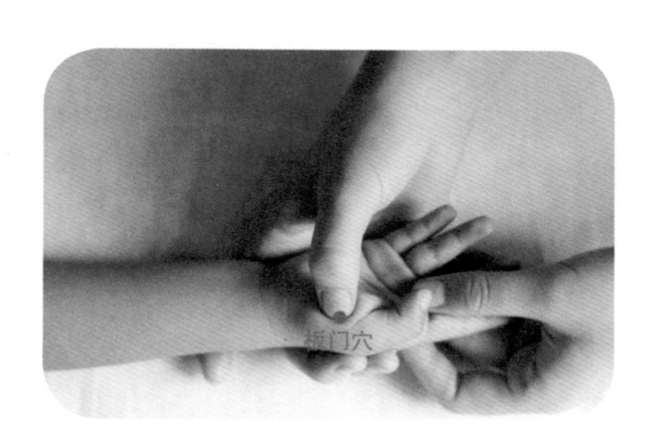

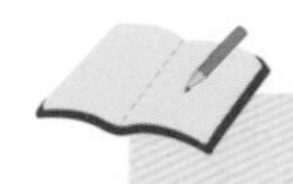

“小案例”——夜夜哭泣的赵大宝

大宝今年半岁了，还是像刚出生一样爱哭，现在每天晚上都一阵一阵的哭，大宝的爸爸和妈妈都是第一次带孩子，也不知道是怎么回事，换了尿布，又喂奶，大宝还是每天晚上哭。就这样过去了1个月，大宝奶奶从老家来看孩子，奶奶是个老中医，发现大宝原来是生病了，小肚子凉凉的，奶奶给大宝戴上了自己亲手缝制的肚兜，每天给大宝做小儿推拿，几次之后，大宝晚上果然不哭了。

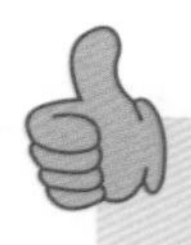

“小妙招”——使用妙招疗效好

将患儿平躺在床上，在其腰部做快速搓法，待搓热后沿脊柱督脉的循行线提拉3遍，以皮肤潮红为度。然后将搓热的掌心按于神阙穴（即肚脐部）1分钟，再握住患儿双脚，搓揉3分钟。最后握住宝宝的右手中指，揉小天心穴（位于手掌根部，大鱼际与小鱼际相接处）3分钟；补脾经（从指尖向指根方向直推患儿拇指）3分钟。

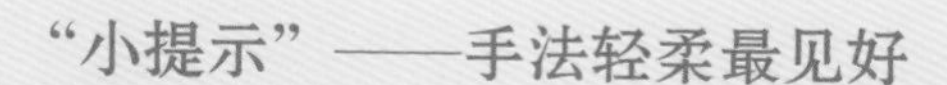

“小提示”——手法轻柔最见好

● 做推拿的时候，要保持卧室安静，避免患儿受到惊吓，保持卧室内的温湿度适宜，避免患儿伤风。

● 有些粗心的爸爸妈妈不知道宝宝晚上哭是怎么回事，还以为宝宝哭闹是正常现象，其实不然，宝宝哭泣时间过长，应带到医院及时治疗和诊断，使用推拿手法治疗小儿夜啼，效果非常好。

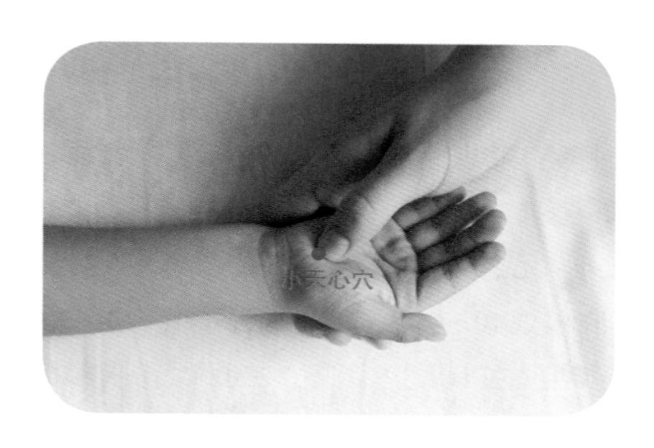

55 小儿发育迟缓

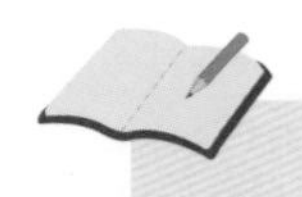

“小案例”——“小小人”亮亮

亮亮今年2岁了，体重、身高都低于同龄的小朋友，经常注意力不集中、多动，他的爸爸妈妈都很着急，也去医院看过，说是发育迟缓，也没有什么特效药物和治疗方法，吃了补钙的药也不见长个，头发也还是黄黄的。后听说省中医院有个退休的老中医自己经营了一个诊所，于是便去寻求怎么治疗，老中医给亮亮开了中药，并让自己的徒弟给亮亮做推拿，坚持了1个多月，亮亮多动的症状渐渐地消失了。后又坚持做了1年的治疗，亮亮的生长发育渐渐恢复正常了。

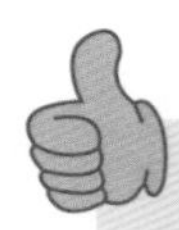

“小妙招”——使用妙招治病好

（1）补脾经：将患儿拇指微屈，操作者以拇指面沿患儿拇指桡侧缘向掌根直推10分钟；清肝经：从指尖向指根推10分钟。

（2）捣小天心：用中指尖或弯曲的指间关节捣宝宝手掌大小鱼际中间凹陷处10～30次；揉二马：操作者用左手食指垫在小儿手下，指尖垫在小儿小横纹下，左手无名指和小指插入小孩的无名指和小指之间，用右手中指或食指揉15分钟；按阳池（在腕背横纹中，当指总伸肌腱的尺侧缘凹陷处）10分钟；推三关（用拇指桡侧面或食指、中指面自腕推向肘，称推三关）5分钟。

“小提示”——多多关注小宝宝

● 当家长朋友们发现 1 ~ 3 岁的小孩有以上症状时，要及时去医院诊断和治疗，不要延误病情。一般小儿发育迟缓都是先天不足，配合中药治疗效果更好。

● 本套手法相对较难操作，家长朋友们一定要有足够的耐心给自己的宝宝操作，千万不要心急，更不要为强求治疗效果而过度费力操作，效果反而不好。

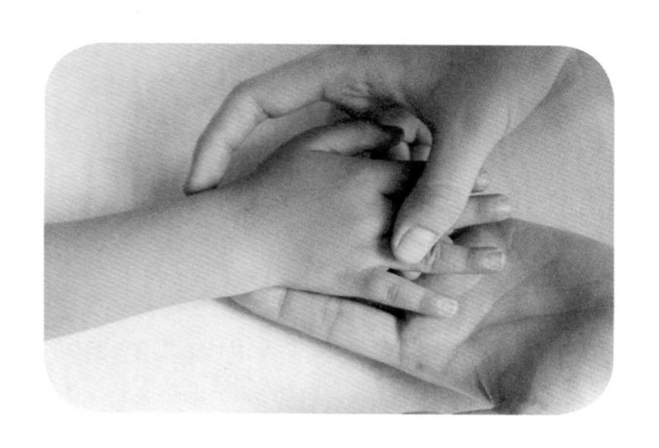

（3）掐五指节（在手背五指第 1 指间关节处）7 遍。

（4）捏脊：主要是用双手拇指指腹和食指中节靠拇指的侧面，在宝宝背部皮肤表面循序捏拿捻动，三捏一提，捏 5 遍。

56 小儿肌性斜颈

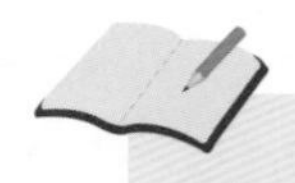

“小案例”——歪脑袋的夏天

夏天是在 7 月出生的，父母为了纪念他出生的季节，故起名字叫夏天。在夏天 1 岁半的时候，细心的妈妈发现夏天的头总是歪歪的，时间长了，竟然越来越歪，而且小小的脖子上还有个肿块。爸爸和妈妈带夏天去中医院治疗，那里的医生最擅长小儿推拿，给夏天揉了揉患侧的脖子，并捏了捏脖子上的肉，最后扶住夏天的头进行旋转，治疗了 1 个月之后，夏天的小脑袋一点也不歪了。

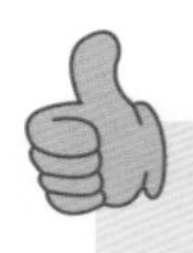

“小妙招”——用手扶正小歪脖

将小儿平躺在床上，妈妈用左手拇指和食指夹住患侧肿块或下颌骨至胸前锁骨的肌肉，右手拿捏或揉 3 分钟，再用手从上至下抹胸锁乳突肌 3 ~ 5 遍，按揉胸锁乳突肌的起点和止点 3 ~ 5 遍。待患侧肌肉摸着松软后，扶住宝宝们的头，做前屈、后伸、左右侧屈及旋转运动。最后向患侧的反方向微微扳动。整个过程中手法应轻柔，不要急于求成。

“小提示”——及时治疗效果好

- 家长朋友们应及时观察刚出世的小宝宝有没有歪着脖子，及早发现，及时治疗，效果更好。
- 学会了我们的小妙招之后，家长朋友们也可在家给宝宝操作，同时配合热毛巾敷一敷脖子和肩部，这样宝宝的小脑袋会更快的正过来。
- 另外，颈部倾斜明显或年纪较大的孩子应采取其他方法治疗。

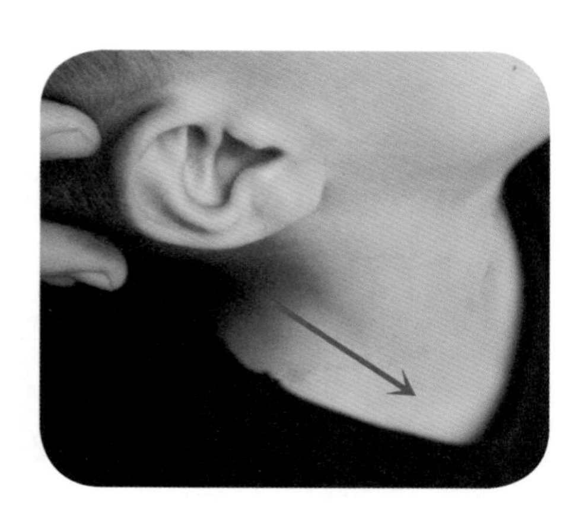

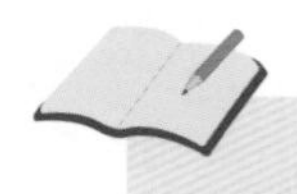

“小案例”——“四眼”小飞行员

子乔是初中生，因为从小就希望当飞行员，所以和学校签了定向生。可是子乔却在初二开学前的1个月时视力开始下降，休息后会好一点。可是一看书或是学习，眼睛就特别容易疲劳，而且视力又开始下降了，子乔特别着急。妈妈带着子乔去配了眼镜，希望通过这种方式矫正近视的程度，可是眼镜度数却有增无减。子乔很失落，妈妈心里也跟着着急，听说学校附近的一个中医大夫医术很好，于是带着子乔去试试。大夫详细地询问了子乔的情况后，在妈妈耳边嘀咕了几句。晚上回家后，妈妈给子乔做起了大夫教的方法，坚持了一个月之后，子乔的眼睛不再那么容易疲劳，视力也恢复了，学期末顺利通过了体检，离成为飞行员的梦想又进了一步。

“小妙招”——全民眼部保健操

大家一定很好奇，大夫教子乔妈妈的是什么方法，下面我们来一起学习一下。

患者平躺后，操作者用中指指腹点按攒竹（眉毛内侧端）、睛明（目内眦稍上方凹陷）、四白（瞳孔直下一拇指宽度处）、瞳子髎（目外眦外侧0.5寸凹陷中，即半个拇指宽度）、丝竹空（位于眉梢凹陷处）、太阳（位于头部侧面，眉梢和外眼角中间向后一横指凹陷处）、翳风（头部侧面，耳朵下方耳垂后遮住之

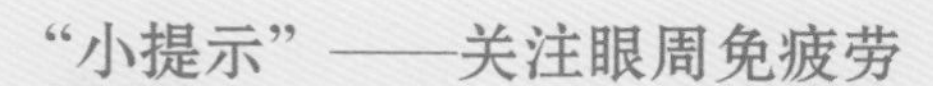

“小提示”——关注眼周免疲劳

● 近视可分为真性近视与假性近视，两者均表现为远视力下降，近视力好。假性近视为功能性，多发生于青少年，视力可在数周或 1 ~ 2 个月内下降，适当休息后又可得到某种程度的恢复。真性近视为器质性改变，不能自然恢复。在发现自己视力不佳的时候，不要第一时间就想到去配眼镜，虽然眼镜可矫正近视，但是对眼睛也有一定程度上的损伤。

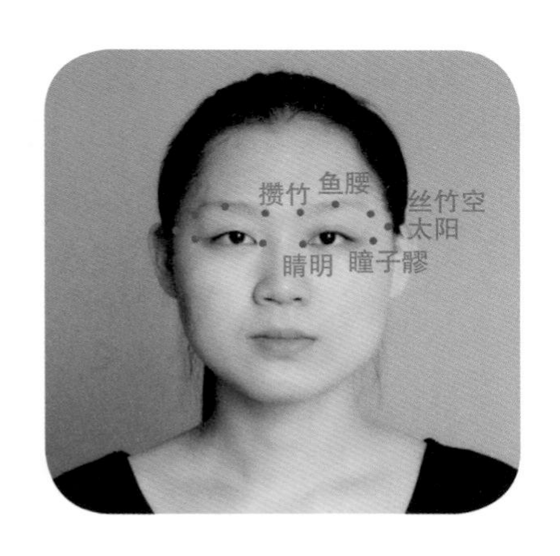

处）各 1 分钟。然后用手掌按压关元穴（位于肚脐下 3 寸，即脐下四横指）2 分钟，以腹部和腰部有温热感为度。最后用手掌横擦腰部肾俞穴（腰部和肚脐同一水平线，即第二腰椎棘突下，旁开 1.5 寸，即两横指的宽度）和督脉（背部中线）2 分钟。

58 眼干涩

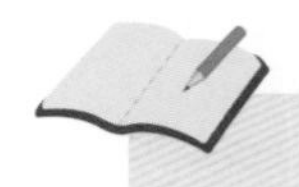

“小案例”——弹古筝的金阿姨

金阿姨退休后在家闲得无聊，便迷上了古筝，整天盯着乐谱练习。结果，没过多长时间，她看东西的时候，眼前经常模糊一片，不仅如此，眼睛还经常干涩不适，滴了眼药水也不好使。为此金阿姨特意去医院的眼科做了检查，也没发现什么问题，医生只是告诉她是疲劳所致，要注意休息，但她休养了一段时间后，眼睛还是干涩不适。这个周末，金阿姨照常来到社区的老年活动中心，这次社区医院中医科的李大夫给大家做讲座，课后金阿姨向李大夫求助，李大夫先是在金阿姨的后脑勺按了按，然后用指肚边缘刮了刮眉弓及上下眼睑，最后用中指按了耳后，并揉捏两侧耳垂。金阿姨按照这个方法试了 3 天，眼干涩的症状减轻了很多。

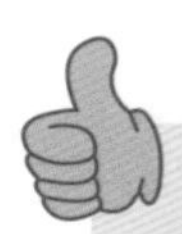

“小妙招”——简简单单明目

按风池穴：位于后颈部，当枕骨之下，胸锁乳突肌与斜方肌上端之间的凹陷处即是，对眼睛酸涩、疲劳、头部眩晕有治疗作用。此穴在发际边凹陷处，按的方向是朝鼻子的方向使劲，以酸胀为宜。

刮眉弓及上下眼睑：我们曾做过的眼保健操第 4 节——按太阳穴轮刮眼眶，用的就是这个手法。

“小提示”——食疗防病好

● 造成眼睛干涩的原因有很多，除了长期用眼过度之外，看书或者写字的姿势不正确也可引起。

● 中医认为“肝开窍于目”，肝血不足也可引起眼干涩，可在做上述手法的同时，吃些动物肝脏或大枣等滋肝补血的食物。

● 在上述手法操作前应先洗干净双手，否则手上的细菌会造成眼部感染。

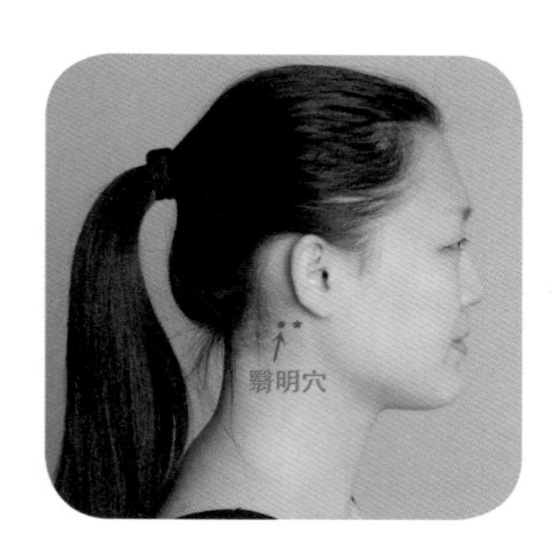

按耳后翳明穴：翳风穴位于头部侧面，耳朵下方耳垂后遮住之处，翳明穴就在翳风穴后 1 寸的部位。

揉捏耳垂：耳部取穴中，眼穴就在耳垂的正中间。

59 迎风流泪

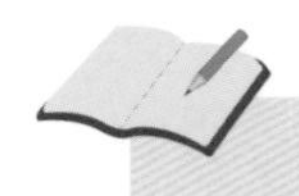

“小案例”——爱流泪的李太太

李太太的丈夫在一次滑雪的途中跌倒了，在医院住院的时候，李太太每天都要去给丈夫送饭，途中一遇到大风或寒冷刺激时，就会止不住地流眼泪。天气转暖后，李太太流眼泪的症状也好了许多，可是每到刮风的时候就又开始止不住地流眼泪，用了不同种类的眼药水，均效果不佳。后又去眼科做了相关检查，都没有查出原因，大夫只说是因为年纪大了，眼睑皮肤会变得松弛，“泪液泵”作用在减弱，所以才会迎风流泪。李太太现在都不敢出门，一次偶然的机会，李太太的朋友到家里来做客，并说起几年前迎风流泪的症状是被一位搞推拿的大夫治好的，那位大夫教了一套按摩操，她至今还记得，偶尔眼部不适的时候还用用，效果真不错。李太太便跟着学习了这个按摩操。在坚持了 1 个月之后，终于可以出门了，现在再大的风刮向李太太，她的眼睛也不会流泪了。

“小妙招”——手法简便易操作

这套按摩操其实很简单，第一步：按揉风池穴，当抬头时，在颈椎后正中两侧各有一隆起的肌肉，在耳朵的后方有一突出的骨头，在突出的那块骨头与隆起的肌肉之间有一凹陷处即是。指力向内向上，用力按揉 2 分钟，以两侧头部有热胀感及两眼有舒适轻松感为宜。

“小提示”——关注眼周免疲劳

● 要注意眼部个人卫生，不要随便用手揉眼睛，脸盆、手巾要个人专用。

● 一旦出现了迎风流泪症状，要先去医院就诊，排除其他眼部疾患后再使用咱们的小妙招，千万不要延误了病情。

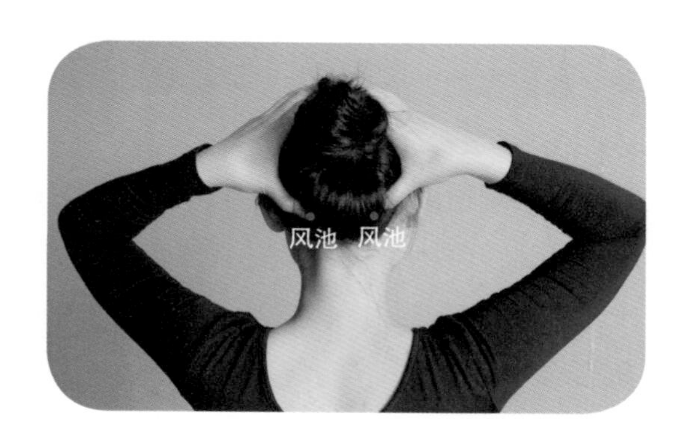

第二步：按揉太阳穴（位于头部侧面，眉梢和外眼角中间向后一横指凹陷处），用两手食指同时置于两侧太阳穴，适当用力按揉，顺时针、逆时针各 30 次，以太阳穴部位有酸胀感为宜。

第三步：揉捏耳垂，将两手拇指和食指相对，分别置于两侧耳垂，前后捏住，适当用力揉捏，反复做 2 分钟，以耳垂发红发热并有胀痛感为宜。

“小妙招”——多揉耳朵治大病

按揉耳周穴：用两手拇指端分别按揉两侧听宫穴、翳风穴，力度以感觉酸胀为佳。按揉时注意张开嘴，每穴 1 分钟。听宫穴位于耳屏的前方，张开嘴此处呈凹陷状。翳风穴位于耳垂后颞骨乳突与下颌角之间中点处。

揉耳根：食指在前、拇指在后，贴于前后耳根部，共揉 3 分钟，以耳根透热为度。

鸣天鼓：两手掌相搓，使互相产生热，然后按于两耳，掌心对准耳道，四指贴于枕后，做缓慢的重按，缓慢放开 3 次。此手法也是通过改变耳道内压力给予中耳一定的良性刺激，对低音调耳鸣具有良好的治疗作用。

揉风池穴：当抬头时，在颈椎后正中两侧各有一隆起的肌肉，在耳朵的后方有一突出的骨头，在突出的那块骨头与隆起的肌肉之间有一凹陷处即是风池穴。用拇指按揉以感觉酸胀为佳，每次按揉 1 分钟，每天 3 次。按揉风池穴能够有效增加耳内血液供应，对神经性耳鸣效果最理想。

“小提示”——耳朵是人体的小缩影

● 耳朵像是一个倒置的胎儿，是人体众多器官的缩影。耳轮和耳垂上有很多穴位和神经反射点，轻柔地捻揉可使这些穴位反射点得到良性的刺激。以拇指与食指指面同时捻揉两耳轮及耳垂，从下向上揉捻，令两耳发热为度，不仅有助于耳内环境的改善，还可促进中耳炎症的消除和辅助内耳神经功能的保持，而且对于身体保健具有重要的意义。

● 此手法能有效提高耳内血液循环，特别是针对耳部疾患、各种原因引起的耳鸣、耳缺血引起的高音耳鸣等能够起到良好的治疗作用。

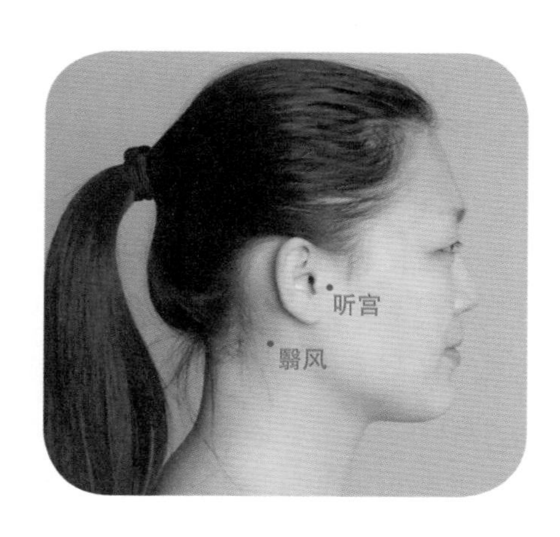

61 突发性耳聋

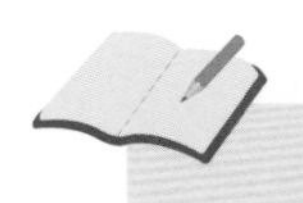

“小案例”——不注意身体的郝大夫

在推拿科工作的郝大夫，每天都是从早忙到晚，为了患者不但没有时间午休，常常都没有时间吃午饭，有时只能随便吃点糕点充饥，甚至要一直等到晚上下班才能回家吃饭。长期不规律的饮食与休息，造成郝大夫身体状况不佳。近 30 天来，郝大夫感觉耳朵发堵、闷胀，不仅一直没有缓解，某天晨起后开始出现远处说话听不清，无头晕、恶心呕吐、无眼震。在身体出现问题后，郝大夫才意识到问题的严重性，决定给自己治疗一下，于是自己在耳朵附近做手法，坚持了几周之后，他的症状好转了许多。

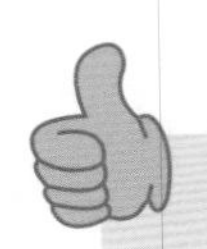

“小妙招”——多揉耳朵治大病

先以两手心按压两耳孔处，手指放在枕部，即两耳后高骨处，两手做一按一松动作 15 ~ 30 次，然后以食指揉听宫穴（位于耳屏的前方，张开嘴此处呈凹陷状）、听会穴（位于听宫穴下方，张口此处成凹陷状），先掐后揉，各操作 1 ~ 3 分钟。再以拇指对准耳后翳风穴（位于耳垂后颞骨乳突与下颌角之间中点处），先点后按，操作 1 ~ 3 分钟。最后选取方便的姿势，用掌根直推脊柱两侧的肌肉组织，以局部发红透热为度。

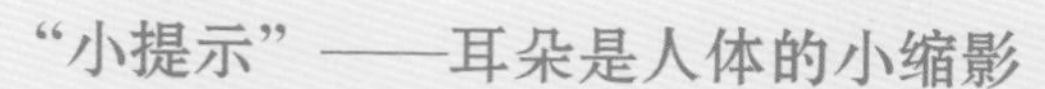

“小提示”——耳朵是人体的小缩影

● 突发性耳聋可由病毒感染、血流障碍、内耳功能性改变，以及精神高度紧张、情绪过于激动、工作压力过大、过于劳累、剧烈咳嗽、喷嚏、捏鼻鼓气等引起。多发生于 30 ~ 50 岁的中年人，青年和老人少见。

● 日常生活中应注意情绪的舒畅，注意休息，保持良好的生活习惯。耳聋症状发生时千万不要惊慌，先去医院检查，排除器质性病变后，再使用咱们的小妙招。

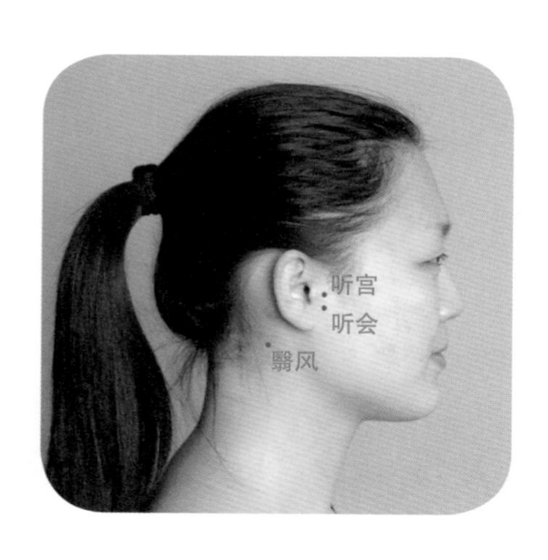

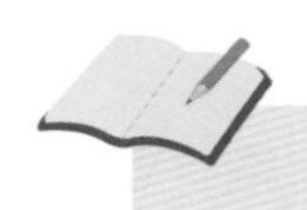

“小案例”——万年的“卷纸终结者”

流鼻涕是日常生活中一种很常见的现象，很少受到人们的特别重视。于是，晓明在一次感冒过后，不但出现了交替性的鼻塞，头昏脑胀，脓性鼻涕还倒流入咽腔，因而导致了咳嗽、多痰的症状，严重影响正常的工作和休息。晓明到医院检查后，诊断为鼻炎，医生只开了消炎药，吃了药后症状缓解了许多。但是，等到了第二年的春天，晓明又开始出现了鼻塞的症状，并开始不断打喷嚏，需要不停地用纸巾擦鼻涕，一盒纸巾不到一上午的功夫就已经见底了，这次无论怎么吃消炎药也不见症状缓解。面对即将到来的高考，不只是晓明着急，晓明的爸妈也很着急。后经人介绍，晓明来到了省中医院治疗，大夫先是揉了揉晓明的眉心，再在鼻子左右揉了揉，晓明的鼻子瞬间通气了，治疗 2 周之后，晓明的鼻炎完全好了。

“小妙招”——多揉多搓治鼻炎

揉印堂（眉心中间）：用右手中指指腹按于印堂穴上，以食指端按于右侧攒竹穴（眉毛内侧端），以无名指端按于左侧攒竹穴，三手指同时沿逆时针方向按揉 100 下。

点迎香（鼻翼外缘中点旁，当鼻唇沟中）：用双手食指端的侧面，同时按于双侧迎香穴，各点按 50 下。

揉素髎（当鼻尖的正中央）：用右手掌心，按在鼻尖上，以

“小提示”——预防鼻炎最重要

● 根治鼻炎除了坚持做到以上方法，还要注意增加体育锻炼，以增强自身抵抗力和免疫力。注意防寒保暖，尽量避免长时间接触刺激性气体，并尽量做到出门戴口罩。

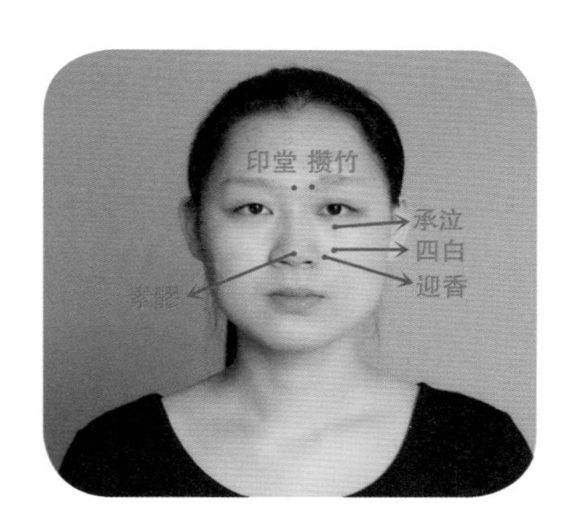

逆时针方向揉 50 下；再用左手掌心按在鼻尖上，以顺时针方向揉 50 下。

搓鼻旁：双手合掌，双手大鱼际近端放在鼻梁根上端两侧，从印堂至嘴唇往返推搓 50 下。

啄承泣、四白穴：用双手中指端，以雀啄承泣穴（眼球直下眼眶下缘）、四白穴（瞳孔直下一拇指宽度处）各 50 下。

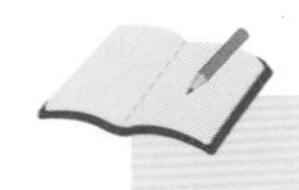

“小案例”——止不住的鼻血

考试本来是十分紧张十分要紧的事情，但是就在上个星期天，读初二的洋洋在参加考试时，却怎么也紧张不起来，源源不断的鼻血，不但影响了考试成绩，也吓坏了洋洋自己。随后几天，虽然洋洋也有断断续续出血的现象，但是因出血量不多，时间也不长，家长就没怎么在意。直到有一天，洋洋的鼻血喷涌而出，即使拿冰块、毛巾冷敷或按压也无济于事，只好送到医院急诊。最后鼻血是止住了，但洋洋的脸色却一片惨白，吃了很长一段时间补血的东西。为了防止这种紧急情况的再次出现，妈妈特意去老中医那里咨询，以求能得到一些快速有效的方法来止住洋洋的鼻血。老中医教了一个方法，不仅止住了洋洋的鼻血，之后流鼻血的症状再也没有出现。

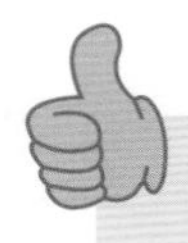

“小妙招”——巧用肩膀来止血

遇到身边出鼻血的人，不要惊慌，先令鼻出血者坐在椅子上，另外一人用食指、拇指掐捏肩部肌肉的最高点——肩井穴（在大椎穴与肩峰连线中点，肩部最高处即是），挤压穴位中央，将肩部肌肉向上提起 3 ～ 5 秒钟，反复 3 回为一次，每次间歇 2 分钟，发作时连续做 3 次。5 天为 1 个疗程，每个疗程间隔 3 天。

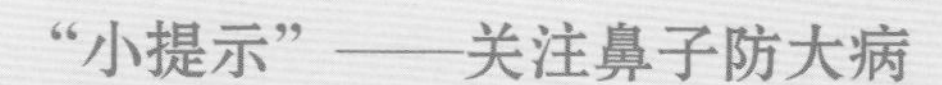

“小提示”——关注鼻子防大病

● 流鼻血是 12 ~ 18 岁青少年常见的现象，好发于气候干燥的季节，绝大多数鼻出血是由单纯性鼻病或外伤引起的。脸部肌肉运动、空气干燥造成鼻腔毛细血管破裂，都可引起鼻出血。

● 反复出血、持续出血、出血量多的重症患者可引起失血性休克，对于反复出血者则可导致贫血，持续流鼻血者可能意味着肿瘤的存在，像这样的情况就应该到医院去检查，排除其他疾病的发生。

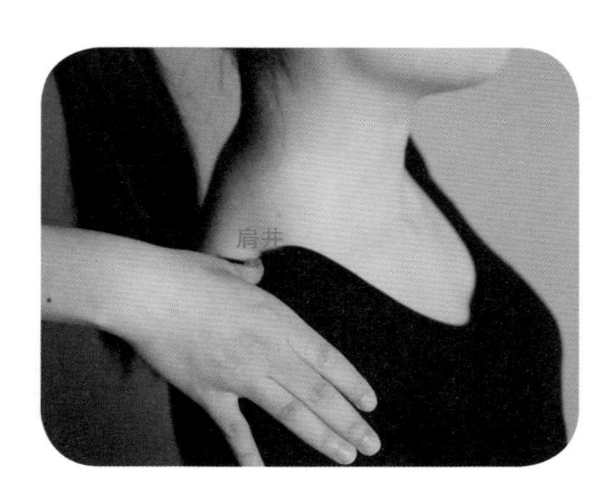

64 咽喉肿痛

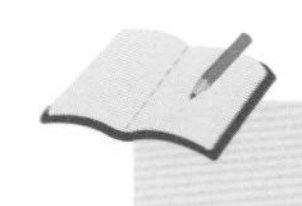

“小案例”——“吃多了”嗓子疼的小侯

春节期间，放假在家的小侯呼朋唤友，在肉山酒海里混迹了很多天，今天烧烤、明天火锅、后天又是骨头汤，生活很惬意。但是，突然有一天小侯觉得自己的嗓子特别的疼，还有点堵，咽口水都觉得疼，一开始小侯以为是上火了，但是喝了很多水也无济于事。眼看好多东西都不能吃，好多聚会都不能参加，心里特别着急。于是，他想起来在中医院推拿科工作的大爷，去了医院之后，小侯的大爷建议他在大拇指的拇指端放血，因为他害怕放血，就只点按了一下这个部位，不出一两天的功夫，嗓子肿痛的症状就完全消失了。可是又能胡吃海喝的小侯却再也不敢多吃什么火锅之类的食物了。

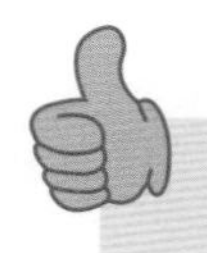

“小妙招”——大拇指尖处可止疼

医生为小侯点按的部位就是少商穴，位于拇指指甲靠桡侧，指甲对角线延长 0.1 寸处，可以进行掐捏的手法，每次持续 5 ~ 10 分钟，每天 3 ~ 5 次，疼痛时效果更加明显。

“小提示”——急性、慢性区分好

● 西医学的急性扁桃体炎、急性咽炎、单纯性喉炎、扁桃体周围脓肿出现的咽喉肿痛，均可以参照此治疗，对于感冒发烧引起的扁桃体发炎、化脓，放血效果是相当好的，但是慢性疾患的效果就不是很理想。

● 不怕放血的朋友们可以用放血的方法，效果相当显著。

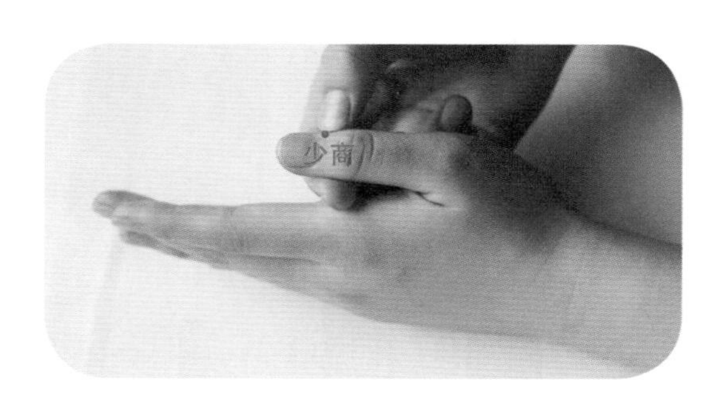

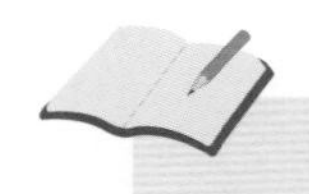

“小案例”——牙痛不是病，疼起来真要命

丽丽是一名初二学生，她的口腔右后上方有一颗牙齿总是时不时地要疼一阵，但过一阵就又好了。所以，她平时也不敢吃太热、太凉或是太硬的东西。可是，就算平时如此注意饮食和保护牙齿，还是会出现牙痛，尤其是到了晚上会比白天更疼，有时甚至整个右边脸颊全都肿起来。最近几天因为马上要期末考试了，丽丽因着急上火，牙又剧痛起来。为了不影响考试，妈妈陪她去医院，开了消炎药、止痛药，还有维生素，吃了药之后牙痛也不见好转。后来，妈妈听同事说他们家孩子也总是牙痛，找中医看过之后，效果非常好。于是妈妈带丽丽去了省中医院，医生在丽丽的左手和右手上按了几下，虽然治疗时丽丽疼得龇牙咧嘴的，但治疗后发现牙却不疼了。坚持了几次后，丽丽的牙痛再也没犯过。

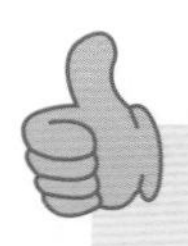

“小妙招”——虎口虽小，作用很大

医生在丽丽手上点按的穴位是合谷穴。在实际取穴时，我们常用两个简便的方法：拇指、食指合拢，虎口上肌肉的最高处即是；也可以把一只手的拇指第一个关节横纹正对另一手的虎口边，拇指屈曲按下，指尖所指处就是合谷穴。

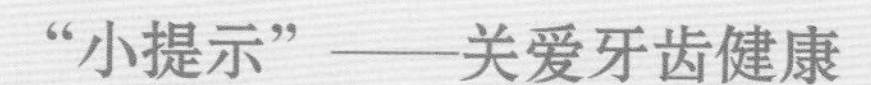

“小提示”——关爱牙齿健康

● 平时要勤刷牙，保持口腔清洁。如果是蛀牙造成的疼痛，就要及时去看牙医。

● 孕妇在牙痛的时候不可以使用这个方法治疗，否则会对宝宝不好。

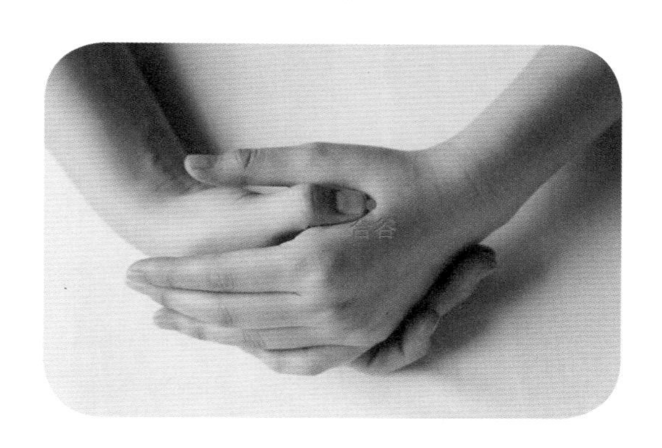

“小案例”——晕车的老妈

十一长假，兰兰和家人们决定去湖北走走，老妈却坚决不肯去，因为她有严重的晕车，坐上车后常常胸部发闷、胃胀想吐，特别难受，吃晕车药也不管用，下车后更是要吐半天，甚至这些症状在此后的 2 ～ 3 天或一星期才会慢慢好转，整个人就像大病一场一样。面对这种情况，这次兰兰在出发之前专门去中医门诊咨询了大夫，大夫说只需按揉三个穴位就可以很好地缓解症状，这三个穴位分别在手上、胳膊上和腿上。于是，这次还没上车，兰兰就给妈妈试了一下，效果不是一般的好，以后每次家庭旅行，老妈都可以参加了。

“小妙招”——巧用手法防晕车

这三个穴位分别是合谷穴、内关穴、足三里穴，其中，合谷穴也就是老百姓常说的“虎口”处，按压此穴位可直接作用于胃肠，有非常好的缓解头晕及恶心呕吐的作用。内关穴通“心”，具有调节中枢神经的功能，按压内关穴是治晕车最常用的方法。按压足三里可缓解晕车症状。按压时需根据个人的耐受程度，每穴按压 2 分钟，感觉到有酸胀感时就可停止。

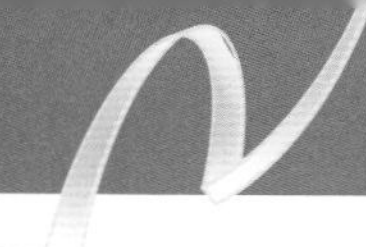

“小提示”——生活常识多注意

- 晕车的朋友们在坐车前应注意饮食清淡，膳食平衡，保持体力充沛。平时进行适当的户外运动，以利于机体恢复到正常水平，但运动的量一定要适度，呼吸节律要适当。
- 晕车出现时，要和头晕区分开，避免忽略重要的疾病。

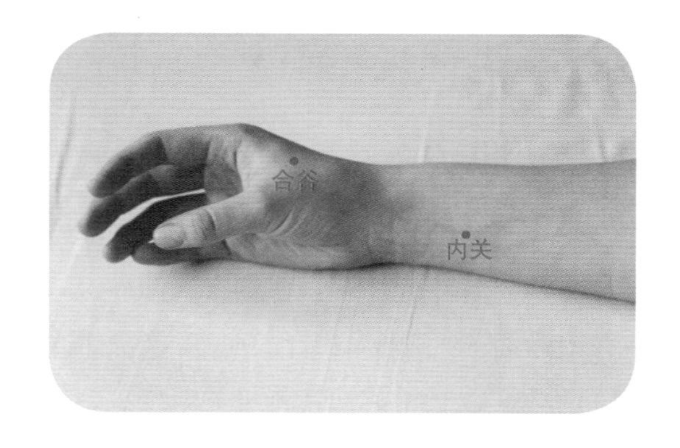

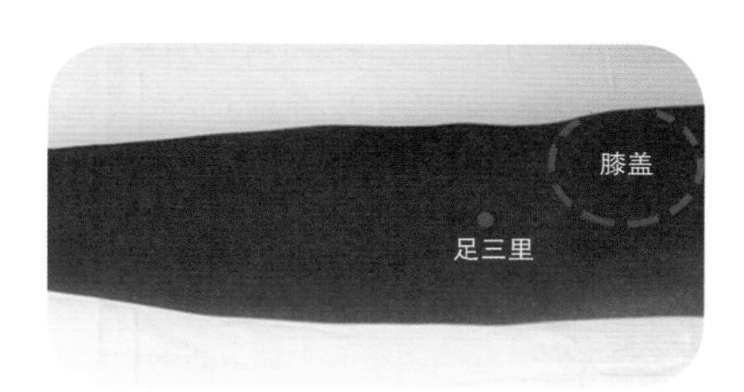

67 中暑

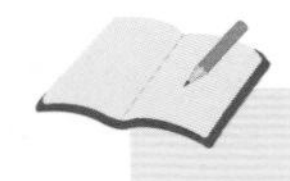

“小案例”——中暑的检查员

盛夏的中午，酷暑难耐，毒辣的太阳照射在地面上，街道上已经鲜有行人走动了。但是检查员小刘却要随团进行露天安全检查，由于走得太急，手边没有任何的遮阳工具。小刘想着自己平时身体状况很好，就没有在意，但过了一段时间后，头就开始剧烈的疼痛，眼前也天旋地转起来，还一阵阵的恶心想吐，最后竟眼前一黑晕倒在地。随团医生初步判断小刘是中暑，于是招呼大家把小刘抬到了通风的地方，并用以前跟中医大夫学习的推拿手法给小刘做治疗，小刘慢慢苏醒过来了，症状也缓解了许多。

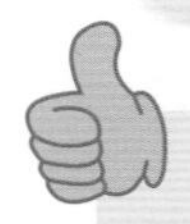

“小妙招”——手法点按效最好

在日常生活中，天气炎热时，遇到中暑的朋友，千万不要惊慌，可以先把患者移动到通风良好的地方，然后用手指用力点掐中暑者的合谷穴（以一手的拇指指骨关节横纹，放在另一手拇指、食指之间的指蹼缘上，当拇指尖下是穴）；同时，用大拇指的指腹部点揉人中（人位于上唇的凹陷中）、百会（两耳尖与头正中线相交处，按压有凹陷处）、大椎（首先低头，颈部最高点的下方凹陷处即是）；最后点按足三里（患者站位，弯腰，同侧手张开，虎口围住膝盖骨上外缘，余下四指向下，中指尖所指处）、内关（手掌朝上，当握拳或手掌上抬时就能看到手腕中间有两条筋，内关穴就在这两条筋中间，即腕横纹上两个手指处）。以上每穴作用时间为 2 分钟。

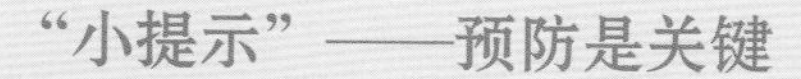

“小提示”——预防是关键

● 在夏季工作中，应避免受到阳光的直接曝晒。应大量饮水、适量喝茶、多吃水果。中暑后的治疗绝招很重要，但关键在于“避”字。

● 对中暑病人应改善环境，有条件者可给予含盐饮料，以及口服藿香正气水等。

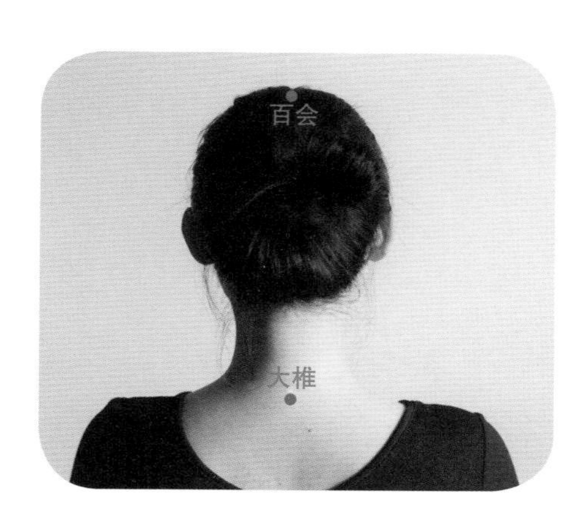